La música...
El Sonido que Cura

La música...
El Sonido que Cura

KATE Y RICHARD MUCCI

Incluye un CD gratuito de música
instrumental de los autores (arpa y guitarra).

Grupo Editorial Tomo, S.A. de C.V.
Nicolás San Juan 1043
03100 México, D.F.

1a. edición, agosto 2002.

The Healing Sound of Music
© Kate Mucci and Richard Mucci 2000
Primero publicado en inglés por
Findhorn Press en 2000
www.findhornpress.com

© 2002, Grupo Editorial Tomo, S.A. de C.V.
Nicolás San Juan 1043, Col. Del Valle
03100 México, D.F.
Tels. 5575-6615, 5575-8701 y 5575-0186
Fax. 5575-6695
http://www.grupotomo.com.mx
ISBN: 970-666-408-4
Miembro de la Cámara Nacional
de la Industria Editorial No. 2961

Traducción: Luigi Freda Eslava
Diseño de Portada: Emigdio Guevara
Formación Tipográfica: Servicios Editoriales Aguirre, S.C.
Supervisor de producción: Leonardo Figueroa

Ninguna parte de esta publicación podrá ser reproducida
o transmitida en cualquier forma, o por cualquier medio
electrónico o mecánico, incluyendo fotocopiado, cassette, etc.,
sin autorización por escrito del editor titular del Copyright.
Este libro se publicó conforme al contrato establecido entre
Findhorn Press y Grupo Editorial Tomo, S.A. de C.V.

Impreso en México - *Printed in Mexico*

Contenido

Prefacio IX
Introducción XIII
Rareza del Espacio XIX

Uno: **La Música a Través de los Tiempos** 1
De la ocarina de cinco agujeros de una cultura que existió hace 10,000 años, al arpa mística de David, la música ha tenido un inmenso poder sobre la experiencia humana. Cómo se le considera en la actualidad en comparación con el pasado.

Dos: **Música: El Arte de la Vibración** 13
Cómo las vibraciones positivas y negativas del sonido y de la música afectan a plantas, árboles, animales, humanos e incluso, rocas. El cuerpo humano necesita estar en armonía en forma muy similar a un instrumento musical.

Tres: **La Música es Medicina** 25
Las pociones musicales mágicas de las antiguas culturas que han cedido su posición a la medicina moderna. Aprende cómo usar la música para fortalecer el sistema inmune y tratar problemas del corazón, presión sanguínea alta, cáncer, dolor de cabeza, dolor crónico, artritis y enfermedad de Alzheimer.

Cuatro:	**Música y Emoción**	49

La música inspira y fortalece nuestras emociones; amplifica los sentimientos de amor o miedo. Muchas enfermedades y problemas humanos se ven afectados por nuestras emociones. La música es una poderosa fuente de rescate emocional para contrarrestar las fuerzas negativas y aumentar las positivas.

Cinco:	**Música para Reducir la Tensión**	59

El camino a la paz interna cruza muchos obstáculos, uno de los más comunes es la tensión. El tipo correcto de música puede hacer que estemos más relajados y reducir la presión emocional y física de la más común de las dolencias occidentales.

Seis:	**Cómo Curar Tristeza y Depresión**	69

A veces indefinible, a menudo debilitante, la depresión es una de las enfermedades más extendidas y menos comprendidas de nuestra sociedad. La música alegre, las afirmaciones y las visualizaciones se combinan en un enfoque holístico para aliviar la tristeza y la depresión.

Siete:	**Para Todo Existe un Tiempo**	77

Conforme los humanos pasan por la experiencia de esta vida, tarde o temprano todos tendremos que lamentarnos por la pérdida de una mascota, un amigo o un miembro de la familia, incluso por una oportunidad desperdiciada. La música es un conducto poderoso para la fuerza y la esperanza que nos ayuda a aceptar que todo tiene un tiempo.

Ocho:	**La Banda Sonora de Nuestra Vida**	89

Desde el momento en que nacemos, hasta el momento en que morimos, las veinticuatro horas

Contenido

del día, estamos expuestos a sonidos y música de muchas fuentes. Al darnos cuenta de la música que se infiltra en nuestra conciencia, podemos ser más sanos y felices al escoger si le permitimos entrar o no.

NUEVE: Crea un Entorno Pacífico 99
Rodeándonos con colores calmantes, símbolos significativos y un ambiente cómodo en el hogar, en nuestro trabajo y durante nuestras rutinas diarias, podemos fortalecer el poder de la música para curar, transformar y conducirnos a un lugar de paz interna. Hacer música amplía este poder muchas veces más.

DIEZ: Encuentra Tus Sonidos Curativos 109
Afinar el exterior: relájate, respira y escucha el silencio.
Afinar el interior: al poder de la música y el sonido.
Escucha con la meta de desarrollar la conciencia de nuestra respuesta física, emocional e intelectual a diferentes sonidos, incluyendo la música.

ONCE: Crea la Paz Interna 119
Un curso rápido para elevar la conciencia. Emplea meditación, afirmaciones, mantras y contemplación para fortalecer el poder de la música para curar y transformar.

DOCE: El Sonido de la Curación 129
Prescripciones para curar y producir paz interna.

Referencias 141

"Milenio" de Crosswynd 163

*La paz interna se alcanza sustentando pensamientos amables sobre uno mismo y sobre los demás.
Si sustentamos estos pensamientos positivos y pacíficos, nuestra realidad física cambiará y, además, se volverá pacífica y completa.*

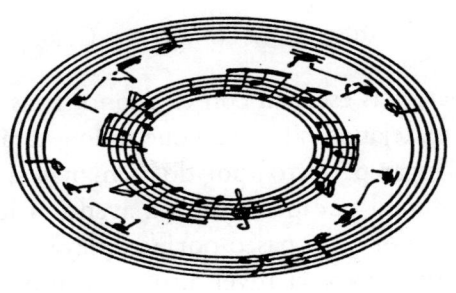

Prefacio

Cuántas veces te has preguntado: "¿Por qué estoy aquí?", ¿por qué crees que escogiste (o fuiste escogido) para venir a este planeta en este momento?, ¿se suponía que ibas a ser un investigador biológico famoso en todo el mundo, a ganar el Premio Nóbel de la Paz o a volar la primera misión tripulada a las estrellas?, ¿qué efecto tiene tu existencia aquí en la Tierra, en el gran plan de la vida? Debes habértelo preguntado. No conocemos mucha gente que no haya dedicado al menos unos instantes de su vida para reflexionar en estas preguntas.

Por lo general, la respuesta es una hazaña o un logro. Salvar a los lobos, formar una familia, construir una corporación internacional. Son algunas de las razones que sentimos que nos hacen estar aquí. Muchas personas logran grandes resultados; muchas incluso sienten que están haciendo lo que se supone que deben hacer mientras están aquí. Pero un sentimiento insistente en lo más profundo de uno, una sensación de que algo falta, a menudo mancha estos logros.

Ganarse la vida, formar una familia, o quizá incluso tratar de salvar el planeta, deja poco tiempo para la reflexión y los exámenes de conciencia. Sin resolverlo, este sentimiento de que "algo falta" puede empeorar volviéndose un descontento torturante, una depresión inquebrantable o incluso un impulso abrumador para huir.

Algunas personas escapan con el alcohol y las drogas; otras viajan a lugares lejanos, sintiendo que todo estará mejor si encuentran el "lugar perfecto" por dos semanas al año. Pero el nivel alto temporal que produce una aventura lujuriosa, una droga de diseñador o un paseo por una playa de Jamaica, son pobres sustitutos para el nivel alto continuo de verdadera alegría y paz que procede del interior de uno.

Mientras que es cierto que muchos lugares que visitamos pueden ser hermosos e incluso proporcionarnos una sensación de paz por un tiempo, el regreso a la vida cotidiana puede ser una dura sacudida. El "nivel alto" desaparece rápidamente; la sensación se acaba. Entonces, emplea más drogas, más dinero, más adquisiciones, más lugares exóticos, quizá incluso personas exóticas para lograr esa sensación de nuevo. El descontento puede llegar a ser doloroso, de hecho, y llevar a la persona a la depresión o a uno de muchos padecimientos físicos.

Pasamos muchos años tratando de llenar el vacío entre logros materialistas y verdadera felicidad. Siempre estamos buscando el propósito final, el logro máximo, el auto más llamativo o la mayor cantidad de juguetes. Pero durante esa búsqueda, nos encontramos con la Gran Verdad, y ésta ha sido para nosotros una catarsis.

Hemos aprendido que cumplir con nuestro propósito en la Tierra no se mide por el grado o número de logros ni por las posesiones materiales. La alegría que experimentamos y la que llevamos a otros mientras viajamos en el sendero de nuestra vida, es la verdadera medición de nuestro valor. Y la forma más maravillosa de producir alegría en nosotros y en los demás es estar en paz.

La paz que buscamos no se encuentra en un crucero o en los centros comerciales, ni siquiera en lo profundo de un antiguo bosque de secoyas, está en nuestro interior. Sólo es cuando nues-

Prefacio

tras almas están en verdadera paz que nuestros cuerpos y mentes pueden experimentar la salud, alegría y admiración perfectas que son nuestro derecho.

Todo lo que este humano experimenta es, a menudo, diez, no, mil veces mejor cuando está sano y en paz. La belleza de un atardecer, lo artístico de una telaraña, las arrugas de la cara de tu abuela, todos adquieren una magnificencia que nunca antes hubieras creído posible.

El viaje a la paz interna y a la salud es personal; nadie puede llevarte a ellas, pero pueden dirigirte a la puerta. Atraviésala con nosotros y aprenderás a usar el regalo más maravilloso del universo: la MÚSICA para curar, amar y embarcarte a tu propio viaje a la salud y la felicidad.

La música es la voz armoniosa de la creación;
un eco del mundo invisible;
una nota de una cuerda musical divina
que todo el universo
está destinado a tañer un día.

Mazzini

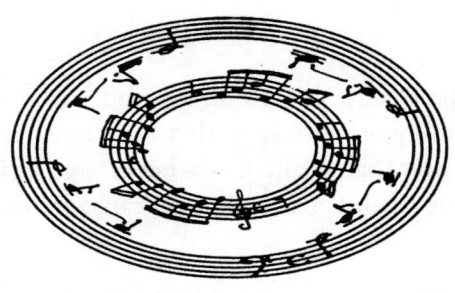

Introducción

Saludo de Kate

Hace poco tiempo me entrevistaron para un artículo de un periódico de Albuquerque, Nuevo México, y el periodista preguntó: "¿Qué fue lo que te hizo empezar a hacer este trabajo? ¿Por qué el arpa?" Estaba muy agradecida por sus preguntas, ya que me hicieron pensar en verdad sobre cómo nos iniciamos en todo esto.

Hace diez años, yo era una típica mujer de negocios "yuppie". Poseía una empresa de servicios que hacía trabajo de postproducción para la industria cinematográfica. También había invertido en un par de negocios pequeños que ocupaban más de mi tiempo y energía de lo que había planeado dedicarles.

Estaba tensa, ansiosa y con muchos problemas físicos. Trabajaba doce horas al día, seis o siete días a la semana, y apenas veía a Richard. Podía tratar en forma esporádica y desganada de ordenar mi vida al contemplar mi propia espiritualidad y los misterios de la vida. Pero en realidad no aprendí nada y permanecía atrapada en la vida que me había construido. Siempre estaba buscando el siguiente contrato o tratando de pacificar a un empleado que estaba molesto por todo.

Para ser totalmente honesta, era desdichada y buscaba una forma de dejarlo. Pero no podía encontrar alguna opción viable; cada vez estaba más infeliz y deprimida.

La música... El Sonido que Cura

Así que una noche, cuando al fin pude irme a acostar, me recosté llorando y orando. Le pedí a Dios que me ayudara; no podía seguir más. Sabía que debía haber algo más en la vida. Lloré hasta que finalmente me dormí, cansada, y esperando un milagro.

Esa noche tuve un sueño, ¡estaba tocando el arpa! Estaba riendo, relajada, y feliz en el sueño. Cuando desperté, sabía lo que tenía que hacer.

A la mañana siguiente le anuncié a Richard que iba a comprar un arpa; casi se ahogó con su café matutino, ¡en verdad! Pero como es el marido que apoya y el alma gemela, me dijo que estaba bien, y lo hicimos.

¿Cómo puedo describir el sentimiento que tuve cuando llegó mi pequeña arpa celta? Cuando abrí el paquete, fue la primera vez que veía un arpa de cerca. Ni siquiera sabía sostenerla, pero también supe, en cuanto la toque, que era mi destino y que de alguna manera iba a cambiar mi vida.

Poco después de que empecé a tocar, Richard tomó su guitarra y tocó conmigo. Qué hermosa combinación fue y ambos disfrutamos una sensación de unión por este pasatiempo musical.

Menos de un año después, mis problemas físicos eran historia. Estaba sonriendo de nuevo y estábamos tocando en cafeterías, restaurantes de moda, en festivales y espectáculos. Poco después de nuestro primer compromiso pagado, vendí o cerré todos mis negocios y Richard cerró su agencia de talentos para el radio. Como un milagro, dejamos California y fuimos a Las Vegas, Nevada, donde se inició Crosswynd.

Las Vegas puede parecer un lugar extraño para tocar nuestro tipo de música, pero ésa era la idea; después de todo, ¿existe otro lugar en la Tierra en que podíamos actuar y tocar a tanta gente?

Introducción

Conforme aprendíamos más de espiritualidad, salud y música, tratamos de incorporar lo que estábamos aprendiendo en nuestro trabajo diario como artistas. Pronto, las circunstancias y las coincidencias nos condujeron al trabajo curativo y empezamos a practicar música curativa y a ayudar a personas con una miríada de problemas.

En realidad no sabíamos cómo funcionaba el poder de la música, pero sabíamos que la curación estaba teniendo lugar gracias a ella. Las personas se sentían mejor física, emocional y espiritualmente, y estábamos agradecidos de ser parte de su experiencia.

Estábamos aprendiendo lo que los antiguos habían sabido todo el tiempo... que la música es esencial para la vida, la salud y la felicidad, y sentíamos la necesidad ardiente de compartirlo con todos, no sólo con los pocos que podíamos conocer y enseñar en persona.

Por eso, este libro se encuentra en tus manos. Léelo, escucha la música, aprende a usar el maravilloso poder de la música para encontrar la paz que curará tu cuerpo y calmará tu alma.

En Amor, Luz y Paz a través de la Música

Kate Mucci
Santa Fe, Nuevo México, Septiembre 1999

Saludo de Richard

Por años, pensé que la música para la paz y la curación era la canción más nueva de John Denver. Después de todo, mi mundo giraba alrededor del área de la música, como guitarrista de rock y country, y como locutor de música popular de radio.

Poco después de conocer a Kate, la encontré escuchando música que abarcaba de Haendel a *"Jonathan Livingston Seagull"* de Neil Diamond*. Nunca había escuchado algo así; era muy tranquilizante.

Después, cuando Kate empezó a tocar el arpa celta, escuché los mismos matices pacíficos en la música que estaba aprendiendo. Dejé mi guitarra Stratocaster y tomé mi guitarra acústica. Empezamos a tocar esta música juntos y el resultado fue mágico. Supimos de inmediato que necesitábamos compartir esto con otros.

Durante el primer par de años no pudimos clasificar el tipo de música que estábamos tocando y escribiendo. No era música popular, no era celta y en realidad no era new age. ¡Esta música trataba sobre ENERGÍA! Tenía que ver con los matices, las vibraciones, la sensación de la música. Empezamos a investigar y a aprender más sobre el poder del tipo de música que estábamos tocando.

Aprendí que por miles de años, la música, los matices y las vibraciones se emplearon para curar, transformar y consolar. La música era una parte enorme de la vida y la salud. Pero en algún punto, durante la evolución humana, la música fue dejada de lado. Sólo se le valoraba como entretenimiento, se le relegó a salones y salas de conciertos, separada del proceso de curación. Esta maravillosa herramienta para calmar el alma y curar la per-

---

* Jonathan Livingston Seagull, CBS, Inc. 1973

sonalidad cayó en desuso; sus poderes mágicos se olvidaron e incluso, se prohibieron.

Por suerte, no todos olvidaron el poder curativo de la música. En muchas culturas primitivas, se utilizaba continuamente en ceremonias, para curación y con fines espirituales. En los últimos años, nosotros, y músicos como nosotros, redescubrimos este poder secreto de la música.

Kate y yo vemos directamente cómo hombres y mujeres se ven abrumados por la emoción mientras escuchan nuestra música; vemos a la gente alcanzar la alegría y llenarse de paz. Los niños se sientan tranquilos, animados por los matices gentiles.

En nuestra oficina se encuentra un archivero, está lleno de cartas de personas de todo tipo de vida, de todo rincón del mundo y que han comprado nuestros discos. Nos dicen cómo utilizaron nuestra música para obtener fuerza emocional y curación en tiempo de necesidad.

Mientras leíamos estos informes, nos dimos cuenta que esta música pura, simple y universal estaba ofreciendo mucho más que sólo una agradable experiencia auditiva. Nuestra música estaba ayudando a la gente. Por lo tanto, reunimos mucha de la información que habíamos juntado después de años de investigación, anotaciones, de llevar a cabo talleres y de actuar, y aquí te la presentamos, junto con una reproducción de nuestro CD, *"Milenio"*.

Por favor, emplea esta información y la música para sanar tu cuerpo y entrar en contacto con tu yo interno. Compártela con los hijos y los compañeros de trabajo. Compártela con un joven con problemas. Emplea este libro y la música como una dosis diaria de vitaminas. Cambiará tu vida y te ayudará a lo largo de un viaje de lo más maravilloso... a la salud y la paz interna.

Richard J. Mucci
Las Vegas, Nevada, Septiembre 1999

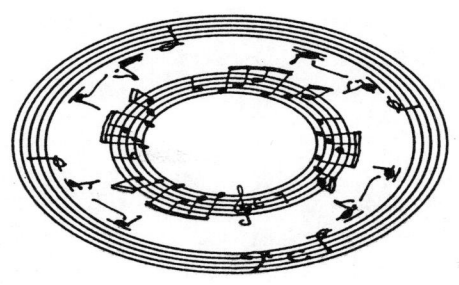

Rareza del Espacio

Entre 1977 y 1989, se lanzaron los Voyagers 1 y 2 para explorar nuestro sistema solar; lo que encontraron fue sorprendente. Aunque el espacio es un vacío virtual y la sabiduría tradicional dice que el sonido no puede existir en un vacío, los Voyagers 1 y 2 encontraron muchos sonidos.

El sonido en verdad existe en el espacio... *como vibraciones electrónicas.*

Estos sonidos son creados por los vientos solares, la magnetosfera, las ondas de radio atrapadas, las interacciones de las partículas cargadas del planeta, sus lunas y por emisiones de partículas cargadas desde los anillos de ciertos planetas.

La NASA produjo grabaciones de los sonidos que los Voyagers grabaron en su viaje de ocho mil millones de kilómetros por el sistema solar, creando paisajes sónicos increíbles. Aunque pueden sonar extraños o perturbadores, son al mismo tiempo extrañamente familiares para el oído humano.

En estos tonos electrónicos escuchamos los sonidos de voces humanas cantando, vientos, olas, aves y delfines. Lo más increíble es que se puede escuchar el sonido de un arpa que toca el viento celeste.

¿Todo esto procede de un vacío?

*La música es el mejor regalo de Dios para el hombre,
el único arte del Cielo que se da a la Tierra,
el único arte de la Tierra que llevamos al Cielo.*

Charles W. Landon

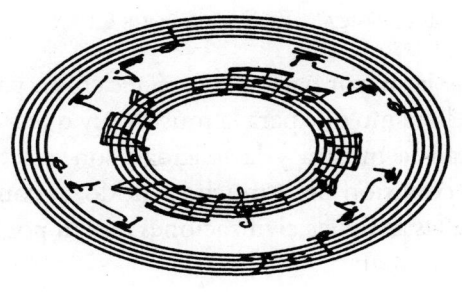

UNO

La Música a Través de los Tiempos

"La música es la armonía del cielo y la Tierra y pertenece a los reinos espirituales más elevados."

Yueh Chi

La música... El Sonido que Cura

¿Sabías que la mayor parte del carácter chino para la medicina es el mismo que para la música?, ¿y que los caracteres que representan la música y la felicidad son exactamente los mismos? Esta conexión tiene mucho sentido, si comprendes la reverencia que las antiguas civilizaciones tenían por la música y por quienes la creaban.

Para estas personas, se consideraba esencial la música para la supervivencia. Los músicos eran chamanes, médicos, curanderos y sacerdotes; eran indispensables. El músico y chamán era respetado y reverenciado. A su vez, tomaban muy en serio el bienestar físico y espiritual de las personas bajo su responsabilidad; consideraban a su trabajo curativo una práctica espiritual. La música y la moralidad estaban unidos indisolublemente y sabían que sus intenciones con la música y su actitud hacia quienes estaban curando, eran tan importantes como la música que tocaban y las ceremonias que realizaban.

Los antiguos sabían que la música y el sonido tenían gran poder sobre el mundo espiritual, el mundo natural, incluyendo las plantas y los animales, y la vida humana. Se consideraba a la música como la fuerza que podía producir armonía en la mente y el cuerpo del hombre. La armonía dentro de la comunidad del hombre (incluso en los cuerpos celestes mismos) dependía de la música.

Los mitos de todas las civilizaciones dicen que la música procede de Dios o del cielo; nunca se ha dicho que se haya originado de los humanos. El sonido, en especial la música que se escuchaba aquí en la Tierra, era sólo un reflejo de algo que tenía lugar más allá del mundo que conocían y entendían; algún tipo de energía vibratoria que era el fundamento de todo lo que existe.

> *"La música, el mayor regalo*
> *que conocen los mortales,*
> *Y todo el cielo*
> *que tenemos abajo."*
>
> Joseph Addison

Como la música puede inducir trances hipnóticos, curar, restaurar la armonía y purificar el alma, las civilizaciones de los aborígenes de Australia a la antigua Grecia tenían grandes mitos y leyendas explicando su poder y propósito.

Muchos antiguos creían que el sonido creó el universo. Los Hopis creían que fue una canción la que creó el mundo; los aborígenes de Australia pensaban que el Creador golpeó los mares con una caña y, en consecuencia, creó el universo. En la mitología de los indios, todo el universo "cuelga del sonido". Para ellos, el sonido crea letras, palabras, idiomas y, por lo tanto, vida humana.

La mitología griega está llena de referencias del imponente poder de la música. Apolo era el Dios del Sol, pero también el fundador de la medicina y la música. Inventó la lira, y su hijo, Orfeo, fue el primero en aprender a tocarla. Orfeo fue responsable de calmar a las bestias del inframundo con su música. Esculapio, otro hijo de Apolo, creó templos curativos donde se empleaba la música y otras artes para tratar todo tipo de enfermedades.

Más historias sobre la música proceden de la Biblia. Es allí que se relacionan los ángeles y las arpas. A menudo, Dios mandaba, directamente o mediante sus emisarios, que su pueblo debía usar la música para lograr sus fines y alabarlo con frecuencia. El último salmo aconseja "Alabar a Dios… con el sonido de la trompeta, alabarlo con el arpa y la lira…" Incluso se pronosticaba el futuro mediante la música, ya que los antiguos profetas hebreos relataban sus predicciones mediante cánticos.

La música se menciona muchas veces en Revelaciones. Los ángeles señalan con trompetas las devastaciones que van a tener lugar y los ancianos cantan durante la revelación de lo que le va a suceder a la humanidad. Una advertencia terrible se presenta cuando se retrata la destrucción de Babilonia: "...la gran ciudad de Babilonia será derruida, nunca la encontrarán de nuevo. La música del arpista y los músicos, flautistas y trompetistas, nunca se volverá a escuchar en ti".

Un antiguo emperador chino, Shun, hubiera estado de acuerdo en que sería una terrible maldición no tener música. En el segundo mes de todos los años, emprendía un viaje para revisar su reino; tenía que asegurarse que todo estaba bien en el país. El Emperador Shun evaluaba el estado de su unión con su gente no mediante las cifras de los censos o los impuestos recolectados, ni siquiera por el nivel de vida de sus vasallos.

El Emperador viajaba a cada región de su país, evaluando su condición midiendo los tonos exactos de sus notas musicales. Se aseguraba que las cinco notas musicales de la antigua escala china estuvieran en el mismo tono exacto en todas las regiones. Si las regiones tenían diferentes tonos, sentía que podían separarse. Si la música no estaba unificada, el país no estaba unido.

Como con la música en sí, el contenido era igual de importante. El emperador escuchaba con cuidado el tipo de canciones que se cantaban. Sabía que si eran vulgares o profanas, la decadencia de la moralidad de su reino no estaba lejos. A Shun no le hubiera sorprendido saber de los estragos que causó cierta música en Grecia, hace casi dos mil quinientos años.

Aproximadamente en tiempos de Pericles, cuando el arte y la civilización griega estaban en su nivel más elevado, surgió una nueva música. Muy desviada de la forma clásica y pura, la música perdió la armonía, se moduló en exceso y fue rebelde. Después de sólo un periodo de cerca de veinte años (a pesar de las advertencias de músicos tradicionales, eruditos y otras personas) la nueva música se aceptó.

Estremeció los fundamentos mismos de la sociedad, culminando en una revolución política. Después de la revolución de 404 a.C., los rebeldes musicales se volvieron aún más ruidosos y rudos, escribiendo letras que parecen temiblemente similares a algunas de las canciones modernas:

> "No canto a lo antiguo
> Porque lo nuevo es lo ganador.
> Zeus el joven es rey en la actualidad;
> En un tiempo gobernó Cronos.
> Vete al infierno, vieja señora Música."
>
> por Timoteo de Mileto.

No pasó mucho tiempo antes de que Grecia desapareciera como poder mundial; su posición fue usurpada por los romanos. Será interesante ver si las tendencias actuales en la música tienen un efecto menos devastador en la sociedad moderna.

> "Las palabras son bastante maravillosas;
> pero la música es incluso más poderosa.
> No habla a nuestros pensamientos como lo
> hacen las palabras;
> Habla directamente a nuestros corazones y
> espíritus;
> al mero centro y núcleo de nuestras almas."
>
> Charles Kingsley

Pensamos que el aspecto más profundo que nos separa de los animales es el hecho de que podemos hablar. Pero las palabras y el idioma no son nuestros en forma automática. El idioma se desarrolló lentamente en la humanidad. Nuestros oídos humanos tienen miles de pequeños pelos en el oído interno, llamados cilios. Los investigadores han descubierto que cerca de dos terceras partes de los cilios responden y muestran resonancia sólo ante frecuencias *musicales*. Es probable que esto signifique que los hombres primitivos evolucionaron en una situación en que la comunicación se realizaba primariamente mediante el uso de canciones y música.

Algunos investigadores creen que en una época existía un alfabeto universal. Consistía en dos o tres tonos además de patrones rítmicos que todos en el mundo podían comprender. Piensa en cómo llamarías a una mascota o a un niño: TO-by, SU-si, BE-to. La forma rítmica y monótona de usar el idioma es parte tan importante del significado como las palabras mismas.

Otro hecho importante es que casi todos en el mundo reconocen una secuencia de tres notas. ¿Recuerdas la serie de notas que produjeron quienes encontraron a los extraterrestres en la película *"Encuentros Cercanos del Tercer Tipo"*? Los científicos que después intentaron comunicarse con ellos, usaron estas notas y obtuvieron una respuesta. Nos parece que si existiera un lenguaje universal, tendrían que ser notas musicales.

Incluso después de que se volviera relativamente sofisticado el lenguaje hablado, pareció existir una necesidad de mayor comunicación. Las palabras no eran suficientes para que los humanos expresaran adecuadamente sus pensamientos y emociones más profundos y sentidos. Piensa en cuántas veces se ha utilizado una canción para expresar algo que no se puede decir en palabras.

Los trovadores que viajaban por todas las tierras antiguas esparcían las noticias con sus canciones. En tiempos en que la mayoría de la gente no podía leer ni escribir, estos entretenimientos eran la única fuente de información con el mundo exterior, y la gente recordaba lo que se había dicho porque era una canción. Con un poco de embellecimiento musical y poético, la historia se registraba para las generaciones venideras.

Así la música proporcionó otra dimensión a la comunicación, los ritos de paso a otra condición y las ceremonias que los antiguos desarrollaron para civilizar su sociedad. La música, los cantos religiosos, el baile y los rituales, eran importantes para los nativos de muchos países.

Desde el nacimiento hasta la muerte, de indigentes a príncipes, la música acompañaba a la vida.

Una Comunicación Musical con Dios

"La música proviene del cielo,
los ritos toman forma de diseños terrenales"

los antiguos textos del Li chi

Mientras que la música era definitivamente un recurso para mejorar el ritual y la comunicación, su poder para comunicar a los humanos directamente con Dios fue incluso más importante para el hombre de la antigüedad. En las pirámides de Egipto existen piedras talladas de músicos tocando arpas y flautas. También se retratan bailarines, por lo general en relación con algún tipo de ceremonia o ritual. Los antiguos petroglifos en las paredes de las cuevas de todo el mundo describen flautas y tambores que se tocan durante ceremonias. Aparte de los chamanes o sacerdotes, a menudo se retrataba a las entidades espirituales en este arte antiguo.

La música... El Sonido que Cura

Al considerar la proliferación de este arte ritualizado, parece probable que estas civilizaciones consideraban a la música esencial para ponerse en comunicación con el mundo espiritual. Y como nada era más importante en muchas culturas que la comunicación con el Espíritu, se puede concluir que la música tenía una función esencial en sus vidas.

La comunicación musical con Dios o el Creador era evidente en civilizaciones de todo el mundo. Los cantos religiosos, una de las formas más duraderas de expresión musical, están empapados en lo sagrado. Sea un monje tibetano cantando dos o tres tonos seguidos, un yogui que entona el "OM" o un nativo norteamericano que canta una melodía de tres notas bajo las estrellas, los cantos religiosos proporcionaron un enlace directo con la fuente de Todo lo que Es.

> *"Escucha, ¡oh!, hijo mío, las palabras del Señor, y acerca el oído de tu corazón."*
>
> palabras iniciales,
> La Regla de San Benedicto

Incluso en la actualidad, los cantos religiosos de monjes benedictinos y tibetanos son muy populares. No importa cuáles son los antecedentes (cristianos, budistas, nativos norteamericanos), todos hemos escuchado un canto religioso; inspira un sentimiento de reverencia. Creemos que esta reverencia surge de la profunda sensación que los cantos religiosos producen en nosotros, de estar comunicados con algo que es mayor que nosotros.

Todos necesitamos sentir que existe algo más; necesitamos saber que existe algo más allá de lo que vemos y sentimos todos los días. Necesitamos sentir una comunicación con Todo lo que Es, ya que esa comunicación nutre nuestro sentido de propósito e identidad.

Pero la música no era únicamente para alabar a Dios o sostener una comunicación con Él. Incontables guerras se han sostenido en el nombre de Dios y se ha escrito mucha música incitadora para estimular a los soldados a entrar a la batalla, en Su nombre.

Para los caballeros de las cruzadas, era música glorificando a Dios y la Santa Iglesia Católica lo que fortificaba su espíritu. Cuando los guerreros primitivos se preparaban para la batalla, bailar, tocar el tambor y cantar en honor del Gran Espíritu era tan importante para asegurar la victoria como preparar las armas y los planes de batalla.

Incluso canciones relativamente modernas como *"Avancen Soldados Cristianos"* o *"El Himno de Batalla de la República"*, retratan la lucha por salvar almas como una batalla librada en nombre de Dios.

De los cantos religiosos de los antiguos hebreos esclavizados en Egipto, a la música espiritual que entonaban los africanos llevados a Estados Unidos para trabajar en los campos de algodón, la música ha sido una llamada a Dios para su redención. Aunque la música pudo no haber mejorado su aprieto, le proporcionaba al oprimido una comunicación con su Dios y una forma de rezar continuamente para conseguir ayuda. Era una forma de desahogar sus miedos, aislamiento y pesar.

¿Alguna vez has ido a un servicio religioso en una iglesia bautista del sur de los Estados Unidos? De ser así, nunca olvidarás la energía que surge de la poderosa música que es parte integral del servicio religioso. Éxtasis, alabanza y el amor de Dios penetran en toda célula de tu cuerpo durante un servicio religioso de este tipo. En esta experiencia, no puedes tener dudas de que la música es una línea directa con el Creador.

La Música de Hoy y del Futuro

Por desgracia, la poderosa comunicación musical de unos con otros y con el cosmos se perdió en su mayor parte en la moderna sociedad occidental. Con la llegada de las instituciones médicas, las compañías farmacéuticas y la psicoterapia, la música se relegó a los libros de historia... una singular terapia que practicaban los médicos brujos y los jefes del vudú. Su condición social y la de las personas que hacían música, cayó de eminente a tolerada. Con pocas excepciones, la música fue degradada, en cierta forma, a ser sólo entretenimiento. Aunque su poder fue ignorado en su mayor parte por los centros establecidos de la medicina y la psicología de los tiempos modernos, la música no dejó de influir en la gente o de reflejar sus emociones y vidas.

Piensa en las canciones de la década de 1960: el poder de las flores, la paz y el amor. Canciones como *"La Respuesta Está en el Viento"* [1] y *"Lo Que el Mundo Necesita Ahora es Amor, Dulce Amor"* [2] chocó con la Bahía de Cochinos y la Guerra de Vietnam. El mantra de esos tiempos era "paz", que se expresaba en la música, pero el país estaba en guerra. La confusión de la música reflejaba la confusión de esos tiempos; guerra, paz, amor y miedo. Todo se lanzó hacia esa generación y se reflejó en la música.

Examina la música actual, ¿qué tanto más podría tipificar la sociedad en que vivimos? Gangster Rap resuena en un estéreo

---

[1] La Respuesta Está en el Viento, Bob Dylan, 1962, © Warner Brothers, Inc.
[2] Lo Que el Mundo Necesita Ahora es Amor, Dulce Amor, David y Bacharach, 1965, © Casa David y New Hidden Valley Music.

de carro junto a una grabadora que toca a **los Doors**. El rock cristiano ha ganado popularidad junto a la música del New Age. Nuestra música es tan diversa como nuestra sociedad.

Así, aunque el gobierno no reconoce formalmente a la música como una fuerza en la sociedad y la está eliminando del área más importante de la comunidad (las escuelas públicas), la música en realidad da forma a nuestra vida. Si vamos a tener salud física y espiritual, debemos considerar con cuidado exactamente qué tipo de música estamos permitiendo que entre a nuestra vida.

Más adelante hablaremos más sobre la forma en que la música nos afecta, pero lo importante es recordar que podemos controlar lo que escuchamos. Podemos alentar a los centros médicos establecidos al sistema de educación e incluso a las corporaciones del país para que programen música positiva en nuestro espacio de vida y de trabajo.

La música se empleó por siglos para mantener enteras, intactas y poderosas a las culturas. La salud de una sociedad se vigilaba y mantenía intacta mediante el poder de la música. Se puede volver a utilizar de esa forma, lo que nos conduciría a individuos sanos y a una cultura moderna que estuviera en paz.

♪ *"...el primer deber de la música es complementar y fortalecer la vida."* ♪

Carlos Santana

♪ La música
crea orden
a partir del caos.

Yehudi Menuhin

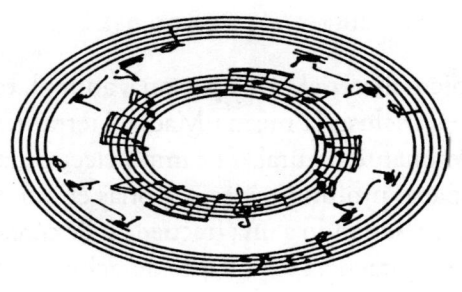

DOS

Música: El Arte de la Vibración

"Ninguna vibración musical se pierde nunca...
continuarán vibrando a través del cosmos
por la eternidad."

Joscelyn Godwin 1991

Todo objeto material (toda persona, animal, roca y árbol de la Tierra, incluso la misma Madre Tierra) tiene su propia frecuencia resonante natural. El campo electromagnético de la Tierra, el espacio profundo y las personas en un estado de meditación están resonando a una frecuencia de cerca de 7.8 hertz. Se le llama la Frecuencia Resonante de Schumann.

Todas las células de las personas, las rocas y los árboles también tienen su frecuencia resonante natural que, idealmente, está en armonía con la unidad, como un todo. Todo sonido, desde la delicadeza de una nota musical pura hasta el sonido áspero de un arma, envía una onda de energía. Esta onda está vibrando a su propia frecuencia, que a su vez afecta a todo en su camino.

En los seres humanos, la interacción equilibrada de todas las frecuencias que resuenan pasando por nuestros cuerpos es lo que nos hace funcionar. Cuando nuestras frecuencias resuenan en sincronía, estamos sanos. Nos sentimos bien y nos sentimos en comunicación con nosotros mismos y con quienes nos rodean; estamos "armonizados".

Para ballenas y delfines, es esencial resonar en perfecta armonía; si estas criaturas no están armonizadas unas con otras, no se pueden comunicar. La reproducción y la supervivencia dependen por completo en su habilidad para reconocer y contestar al "canto" de los demás.

Para los humanos, la situación no es tan crítica, pero cuando estamos desarmonizados, pueden surgir muchos problemas. De la misma manera que los músicos de una sinfonía deben estar armonizados entre ellos para que la música suene bien, también todas nuestras células deben estar armonizadas entre ellas para que nos sintamos bien, por lo tanto, de la misma manera en que gran cantidad de sucesos pueden hacer que un instrumento se desafine (como cambios en temperatura, humedad o un golpe repentino), también son muchos los sucesos que pueden hacer que las células de nuestro cuerpo se desafinen.

Un buen ejemplo del efecto físico de la energía vibratoria es raspar las uñas en un pizarrón. Este ruido rechinante produce cambios físicos en cualquier persona que lo escucha. Nuestros dientes se estremecen y se eriza el pelo de la parte posterior de nuestro cuello. El tono crea una frecuencia que afecta adversamente la velocidad de la vibración de las células del cuerpo que lo experimentan.

¿Alguna vez has empleado una máquina ultrasónica para alejar roedores o insectos? Estos aparatos funcionan con puro sonido. Sus frecuencias producen sonido que sólo pueden escuchar las pestes, pero que las rechaza totalmente. Crea en ellas una reacción física muy definida y se escabullen.

¿No es así como te sientes cuando escuchas sonidos desagradables? Tratas de alejarte. Si no puedes alejarte, tu cuerpo reacciona negativamente a esos sonidos. Notamos los aspectos más obvios de inmediato... nos cubrimos los oídos, nos ponemos tensos o empezamos a sentirnos nerviosos. Pero los efectos van más allá de lo obvio.

Las pruebas científicas han demostrado que el bombardeo del cuerpo con sonidos desagradables aumenta la presión sanguínea, el pulso y la velocidad respiratoria. El nivel de magnesio de la sangre cae y se liberan grasas extras al torrente sanguíneo.

La música es una forma de experimentar vibraciones en una forma pura; la música es el arte de las vibraciones. Si tiene un efecto físico positivo o negativo depende de cómo se presenta y de los arreglos que se le hagan. La fuente del sonido, el volumen, incluso la pureza del tono, tienen relación con el efecto físico que tenga en nuestros cuerpos humanos y en otros seres vivos.

Buenas Vibraciones para las Plantas

Todos hemos escuchado historias del restablecimiento milagroso de plantas caseras cuando se toca música cerca de ellas. Es posible que incluso hayas intentado poner música de Mozart para tus filodendros. Tiene mucho sentido, si comprendes que todo tiene su propia frecuencia natural de resonancia y que diferentes frecuencias tienen distintos efectos en todos los objetos. La investigación científica ha confirmado este hecho, en especial para las plantas.

Un investigador en Minnesota encontró que las plantas agrícolas, incluyendo al maíz, respondían y crecían a una velocidad increíble cuando se exponían a los sonidos de la cítara (un instrumento de cuerdas tradicional de la India).

Otro investigador en Denver, Colorado, Estados Unidos, comparó los efectos que diferentes tipos de música tienen en las plantas. Nos parece muy interesante esta investigación.

Las plantas se colocaron en cinco invernaderos idénticos. La tierra, la luz y las condiciones de agua fueron idénticas y las plantas de los invernaderos fueron de los mismos tipos. Por varios meses, el investigador empleó diferentes tipos de música en cada uno de los invernaderos: en el primero, se escuchó a Bach; en el segundo, música hindú; en el tercero, rock ruidoso; y en el cuarto, música campirana de los Estados Unidos. En el quinto invernadero, no se puso música alguna.

A las plantas del invernadero en que sólo se tocaba rock ruidoso no les fue nada bien. Su crecimiento estaba atrofiado y no producían flores. En los invernaderos con música de Bach e hindú, las plantas estaban verdes y sanas, con muchas flores. Las plantas que escucharon música campirana crecieron igual que las plantas sin música, a una velocidad moderada y con una cantidad normal de flores.

No parece probable que las plantas tengan una respuesta emocional a la música; debe ser algo en el ritmo de las vibraciones, en la frecuencia de las ondas de sonido, lo que afectó su crecimiento. Si la música tiene un efecto tan profundo en organismos relativamente simples, ¿qué debe hacer a sistemas más complejos?

> "Mediante el sonido es posible hacer
> que figuras geométricas aparezcan en la arena,
> y también causa que se rompan objetos.
> Cuánto más poderoso, entonces,
> debe ser el impacto de esta fuerza
> en la sustancia vibrante y vida
> de nuestros sensibles cuerpos."
>
> Doctor Roberto Assagioli

Orden y Desorden

En realidad puedes ver los efectos que diversos sonidos tienen en otras sustancias. Pon un vaso grande con agua cerca de un altavoz del estéreo. Enciende el aparato y ve cómo mueve el agua. Si tienes la oportunidad, visita un museo del tipo que presenta descubrimientos. Por lo general, tienen exhibiciones que te permiten experimentar con el sonido, y puedes ver sus efectos en sustancias como arena espolvoreada sobre un tambor o aserrín en un serrucho o una pieza de metal. Conforme se exponen los materiales a diferentes tipos de sonidos (música, aserrar, etc.) adoptan diferentes diseños, ya que las diferentes frecuencias o longitudes de las ondas de sonido afectan estas sustancias en formas propias de cada una.

Un investigador famoso, Hans Jenny, estudió estas figuras con cuidado. Tomó muchas fotografías de formas simétricas y hermosas que se formaban con los polvos que vibraban en una superficie que estaba vibrando con sonido, en especial, con música. Demostró y registró visualmente el hecho de que el sonido produce orden de posiciones al azar. Pero, ¿qué sucede si el sonido produce desorden?

Todos hemos escuchado de personas que son capaces de cantar una nota que rompe vidrio. Cuando un avión a reacción rompe la barrera del sonido, causa un estampido sónico que rompe vidrios por kilómetros a su alrededor. Esto es lo que sucede cuando los sonidos crean desorden a escala visible. Ahora piensa sobre el desorden que crean todas estas vibraciones en nuestro cuerpo, donde no podemos ver sus efectos.

El Sonido y el Cuerpo Humano

Considera todos los sonidos que escuchas todos los días. El repiquetear de la alarma de un reloj, los aviones que vuelan por encima, los camiones retumbantes, la música fuerte que procede de los altavoces del carro junto al tuyo en el semáforo. Televisiones, teléfonos, perros que ladran, niños que juegan, sirenas, maquinaria funcionando. Sólo imagina todas las frecuencias diferentes que esos sonidos están emitiendo.

Ahora piensa en todas las frecuencias que no puedes escuchar. El oído humano tiene un rango muy limitado de audición. Las ondas de sonido por arriba y debajo de ese rango no se escuchan físicamente, pero de todos modos afectan la velocidad de resonancia en nuestros cuerpos. Un ejemplo de sonido inaudible son las ondas de radio. Estos tonos son audibles sólo cuando tienes un receptor con el que los captes, pero siempre están presentes. Cientos de miles de ellos están entrando y bombardeando nuestro cuerpo y las células individuales cada segundo, cada minuto, cada día de toda nuestra vida. El problema es que muchas de estas frecuencias están dañando el cuerpo humano; literalmente, están alterando la resonancia natural de nuestro ADN y cambiando nuestras estructuras celulares.

Si tienes diez diapasones afinados a la misma frecuencia y golpeas uno, todos resonarán. Sin embargo, si golpeas un diapasón afinado a otro tono y lo colocas cerca de los demás, todos se detendrán. Si las frecuencias disonantes pueden detener la vibración de un diapasón simple, ¿qué pueden hacer al delicado equilibrio de los cuerpos humanos?

Por principio de cuentas, pueden dañar físicamente nuestros oídos. Las personas en una sociedad moderna tienen un alto porcentaje de pérdida de la audición. Sin importar si las frecuencias se originan en ruido al azar, como motores de avión a reacción o rock que surge de pilas de amplificadores, las vibraciones en verdad dañan los tejidos delicados que nos permiten escuchar.

Sin embargo, el daño físico es empequeñecido por las consecuencias sociales de perder la audición. Las conversaciones se vuelven difíciles, las películas dejan de ser tan divertidas, incluso manejar adquiere una nueva dimensión de peligro. Muchas personas que sufren la pérdida de la audición se desalientan y retraen, sólo porque es demasiado difícil comunicarse.

Los oídos no son la única parte del cuerpo que sufre por los sonidos discordantes, fuertes o desagradables, como ciertos tipos de música. Cuando se expone a una multitud de instrumentos y voces, una pulsación errática y a la distorsión electrónica de las notas mismas, la frecuencia resonante del cuerpo humano se lanza al caos. Los órganos empiezan a vibrar sin sincronización con el sistema nervioso, el cual no puede ir al paso de la velocidad de la respiración, que a su vez afecta todo el organismo.

¿Es sorprendente que muchos de nosotros nos sintamos tensos, cansados e irritables? Nuestras células están vibrando a niveles erráticos, fuera de sincronización entre ellas. En casos avanzados, este bombardeo de frecuencias puede causar muchos cambios físicos y causar enfermedades en el cuerpo. ¿Cómo contrarrestas esta invasión insidiosa del sonido?

Puedes lograrlo al ser consciente de las frecuencias que trastornan la velocidad de resonancia de tu cuerpo, eliminarlas y finalmente, al remplazarlas con frecuencias que tengan un impacto positivo en el cuerpo.

> *"Así pues, existe música en todo lugar en el que existe armonía, orden o proporción. Y hasta el momento podemos mantener la música de las esferas."*
>
> Sir Thomas Browne

Mantén el Equilibrio de las Frecuencias de tu Cuerpo

Existen muchos terapeutas que emplean generadores de tono y máquinas de ondas de sonido para ayudar a la gente a lograr que sus cuerpos vibren a su velocidad óptima. Puedes probar este sistema, pero puede ser muy costoso y no estar disponible en donde vives. ¿Qué otras opciones tienes?

La respuesta más fácil y más agradable es la MÚSICA. Técnicamente, la música no es más que una serie de notas o tonos acomodados en un patrón matemáticamente preciso y estéticamente grato. Los tonos son sólo algunos de las docenas de sonidos que viajan por el aire, el agua o los objetos sólidos en un momento determinado. Sin importar si los escuchamos o no, esos tonos resuenan todo el tiempo a través de nosotros.

MÚSICA: EL ARTE DE LA VIBRACIÓN

Si quieres cambiar la frecuencia de resonancia de tu cuerpo, escuchar o hacer música tiene mucho poder. Escuchar tonos tranquilizadores de cantos religiosos, de la flauta de los indios norteamericanos, el arpa o las cuerdas sintéticas, es una gran forma de lograr que el cuerpo resuene de nuevo en su estado apropiado y natural.

Siéntate tranquilamente en una silla cómoda y escucha en verdad *"Milenio"*, el disco compacto que se incluye con este libro. Hemos incluido la música porque es pura. Las melodías son simples y no se han complicado los arreglos. Puedes escuchar cada instrumento y sentir el impacto en tu cuerpo físico.

Esta experiencia aumenta si empleas audífonos acojinados que cubran toda la oreja, ya que entonces recibes el efecto completo de todas las frecuencias de la música. Además, bloquea cualquier otro sonido audible que pudiera crear disonancia. Cierra los ojos, evita toda entrada sensoria, excepto esta música.

Cada canción tiene una gama distinta de frecuencias, diferentes melodías, y producirán diferentes respuestas físicas. Permite a tu cuerpo responder a las frecuencias. Cierra los ojos y respira profundamente; presta atención a cómo cambia tu cuerpo físico. De inmediato estará más relajado; habrá una diferencia en la presión sanguínea, la velocidad cardiaca y la respiración.

Una vez que el cuerpo esté en calma (resonando a una frecuencia más equilibrada) te sorprenderá lo diferente que todo se ve. Situaciones que podían estar molestándote, personas que pudieron fastidiarte, ya no te importarán tanto. Tendrás mucha más libertad para pensar tus propias ideas y sentir tus verdaderos sentimientos ya que no estarán controladas por energías sobre las que no tienes tú el control.

Otra excelente forma de tranquilizar al cuerpo físico es escuchar a un ritmo puro. Cualquier sonido repetitivo, como el de un metrónomo, un latido cardiaco, o uno constante como tocar el tambor, tiene un efecto regulador en el funcionamiento biológico del cuerpo humano. Ve a una tienda de música y adquiere un metrónomo antiguo de madera. Ponlo en "largo", cerca de 40 latidos por minuto. Este ritmo lento y tranquilizante tiene efecto hipnótico. Después de cerca de 10 minutos, te encontrarás en un estado muy relajado. Incluso el tictac de un reloj de caja anticuado puede tener el efecto de regular tu cuerpo.

Siempre que te sientas estimulado en exceso o irritado, detente y analiza qué te está molestando. Te sorprenderá lo frecuente que es que sea un sonido, música, maquinaria, quizá voces. Si no puedes eliminar el ruido o alejarte de él, al menos reconocerás que es ruido lo que hace que te sientas tenso o molesto y no algún elemento desconocido.

Puedes contrarrestar la sobrecarga de ruido al tararear. Si tienes que viajar en metro o camión, o incluso en tu auto, o si trabajas en una fábrica con maquinaria ruidosa, puedes ayudar a tu cuerpo a resonar a su velocidad óptima si tarareas. No tienes que hacerlo lo bastante fuerte para que todos lo escuchen, sólo con la fuerza suficiente para sentirlo en tu cuerpo. Conforme tarareas, descubrirás que produces tonos que hacen que tu cuerpo se sienta más cómodo y que el ruido del que no puedes escapar ya no te molestará tanto. Pruébalo.

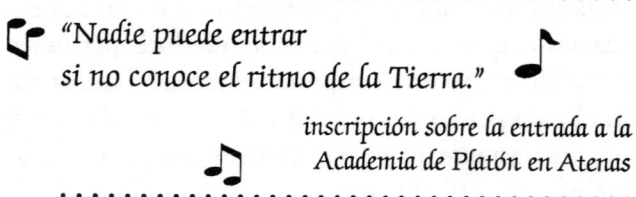

"Nadie puede entrar si no conoce el ritmo de la Tierra."

inscripción sobre la entrada a la Academia de Platón en Atenas

Sabemos que todo cuerpo individual y cada objeto están siendo bombardeados por sonidos y ruido. Considera la disonancia creada por el número abrumador de frecuencias penetrando en todos en la Tierra. Nada está armonizado con nada más.

¿Es sorprendente que exista tanto enojo, desconfianza y miedo?, ¿cómo se supone que te relacionas y comunicas con otros bajo estas tensiones por los sonidos?, ¿qué sucede si de alguna manera podemos equilibrarnos y sincronizarnos unos con otros y con el planeta? Es totalmente razonable que la comunicación sería mucho más fácil y que todos nos sentiríamos mucho más sanos y tranquilos.

Barbara Marx Hubbard es una futurista que cree que todos podríamos beneficiarnos de tararear cierta nota. Cree que Re bemol es la nota que más se aproxima a la frecuencia de resonancia de la Tierra. Ella siente que si suficiente gente tarareara o creará de alguna forma este tono, se contrarrestarían las frecuencias discordantes que se mueven por todo el planeta y elevarían la conciencia de la Madre Tierra y de la gente que vive en ella.

Tiene sentido para nosotros y nos encantaría ver qué sucedería si varios millones de personas tararearan esa nota al mismo tiempo. ¿Sería como la caída de las paredes de Jericó? ¿Se derrumbarían las paredes de miedo y desconfianza permitiéndonos a todos amarnos y comprendernos?

Existen grabaciones que contienen la frecuencia de resonancia de la Tierra. Un ejemplo es *"Sueños Oceánicos"* de Dean Evenson. Combinada con música pura y efectos naturales (como las olas del océano y cantos de ballenas y delfines) estas frecuencias tienen un increíble impacto en nuestro cuerpo. Nos ponen de nuevo en armonía con la Tierra.

Si todos pudiéramos poner en equilibrio nuestras frecuencias con las de los demás de la Tierra y del universo, tendríamos una conexión física real mediante el sonido. Tan solo imagina cómo sería aquí, en esta hermosa Tierra, sin energía sonora conflictiva. ¿No sería maravilloso si todo el planeta estuviera en armonía?

En toda nota existe esperanza.
En toda frase musical
existe curación,
y en toda canción,
alegría.
La música ofrece una solución
para toda persona;
quizá también para toda enfermedad.

           Cathy Kunkel

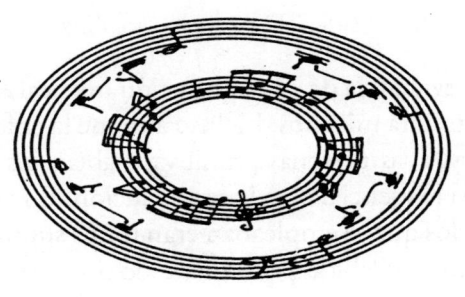

TRES

La Música es Medicina

"...busca a un hombre que sea hábil para tocar el arpa;
y cuando el espíritu maligno esté sobre ti,
la tocará y estarás bien."

Samuel 16:14-16

La música... El Sonido que Cura

Tenemos evidencia de que la curación musical empezó hace más de treinta mil años. Incluso aunque la enfermedad era un misterio para las personas primitivas, sabían instintivamente que el sonido era esencial para la recuperación. En esos antiguos días, los sonidos que se empleaban eran tonos simples y canciones religiosas monosilábicas para curar todo tipo de enfermedades.

Conforme las comunidades se volvieron más organizadas, la salud de cada miembro se volvió cada vez más importante. La existencia de la comunidad dependía de cazar y recolectar, y cada individuo tenía una tarea específica que se debía realizar todos los días. Un miembro enfermo de la tribu era una amenaza para la supervivencia del grupo. Se le tenía que aliviar tan pronto como fuera posible. Y de la misma forma que la salud de la comunidad dependía de cada uno de sus miembros, cada uno de los miembros dependía de la comunidad para su salud personal.

La comunidad completa ayudaba en el proceso curativo. Alguien recolectaba hierbas y hacía pociones y elíxires, mientras otros encendían fogatas sobre las que se podía hacer la infusión de las medicinas. Se preparaban chozas o áreas curativas y la familia llevaba allí al enfermo y lo cuidaba. Después, entraba el chamán y empezaba la curación. Se invocaban las fuerzas espirituales para hacer que sanara la persona; se les invocaba principalmente con los cánticos y el tañer del tambor, que eran su música sagrada.

Conforme avanzamos en el tiempo, se hacen más claros los detalles de cómo se empleaba la música para curar las enfermedades. Hace diez mil años, los antiguos egipcios y sumerios trataron con éxito cánceres con tonos específicos. En el Talmud, se recomendaba una canción específica para protegerse de las epidemias y los primeros cristianos cantaban salmos para curarse.

En general, se creía que los espíritus malignos eran la causa de la mayoría de los males físicos. Los médicos brujos y los chamanes en las culturas de nativos empleaban la música para persuadir a los espíritus malignos a dejar a los enfermos. Quizá el más famoso incidente de este tipo es la historia bíblica de David, que tocaba su arpa para liberar al Rey Saúl de su espíritu maligno.

Los antiguos chinos sentían que una sola nota podía producir el bien o el mal en las personas o en el universo, dependiendo del deseo del músico. Por lo tanto, era imperativo que cualquiera que empleara la música en las prácticas curativas fuera sincero y honesto.

En la actualidad, podemos ver ejemplos vivientes de la obra de los chamanes en tribus indígenas de todo el mundo. A veces llamados médicos brujos, estos curanderos utilizan el tambor, los cantos religiosos, el baile y las canciones para alejar los espíritus malignos, restablecer a los espíritus buenos y sanar a los miembros de la tribu. Estas técnicas que se han demostrado con el paso del tiempo han servido a la gente por miles de años, pero muchos occidentales se mofan de ellas.

Medicina Moderna

En la actualidad, la salud de un individuo rara vez tiene efecto en la comunidad como un todo. A menos que la persona enferma sea un jefe de estado, su salud no nos concierne. E incluso si se enferma el presidente del país, no tiene efecto perdurable en nosotros. No se colapsará toda una ciudad ni morirá de hambre porque falte el presidente de una compañía. Ya no existe una conexión entre la supervivencia de una comunidad y la salud de individuos específicos de ella.

En nuestra sociedad tan especializada, sólo se emplean técnicas y medicamentos que han superado pruebas rigurosas en los enfermos. Son reguladas por las compañías de seguros y la amenaza de juicios por incompetencia. Muy poco de la vida emocional y espiritual del paciente se considera en un hospital moderno. Se permite la visita de los miembros de la familia sólo bajo pautas estrictas y no se les permite participar activamente en el proceso del tratamiento.

Paredes y sábanas blancas, monitores e instrumental esterilizado, antibióticos y muestras de orina, aspirinas que cuestan doscientos pesos cada una. Las visitas de cinco minutos y tres mil pesos con un especialista que nunca te reconocerá en la calle. ¡El alimento de los hospitales! Éstas son las imágenes de las instalaciones de un hospital moderno. Es comprensible que la gente esté aterrada ante el sistema médico. No es sorprendente que quieran salir del hospital tan pronto como sea posible y a menudo se curan con más rapidez cuando lo hacen.

¿Qué falta?, ¿qué se ha perdido en esta búsqueda del tratamiento científico de la enfermedad? La espiritualidad, la intuición, la familia, la música. Estos poderosos remedios curativos se han desechado por la medicina moderna. Los científicos dicen que no hay pruebas de que nada, con la excepción de la cirugía, ciertas terapias aprobadas y los medicamentos, puedan curar la enfermedad.

Mientras están en el hospital, los pacientes tratan de recuperarse de traumas mayores y enfermedades. Pero, ¿qué bombardea sus sentidos mientras están allí? La señal sonora de los monitores, el crujido de los altavoces y las llamadas de "código azul". ¿Cómo se supone que vas a mejorar mientras sucede todo esto? Es en verdad una maravilla que alguien se pueda recuperar en un entorno así.

Esta industria de miles de millones de dólares, que actúa por los rendimientos y a la que confiamos nuestras vidas, ha descuidado mucho de lo que es esencial para la condición humana. Hace poco visitamos un hospital en Las Vegas para actuar ante los pacientes del pabellón de cancerosos. El hospital ni siquiera tomó en cuenta la noción de que entráramos al pabellón por su preocupación de la confidencialidad de los pacientes. Qué triste que se impidiera una terapia verdaderamente benéfica y curativa por el consejo de su abogado. En lugar de música curativa de arpa, los pacientes de quimioterapia se sometían a los dramas de una telenovela.

Curar a la Persona Completa

La curación abarca mucho más que medicina y cirugía. ¿Qué sucede con las medicinas herbales de chinos y nativos norteamericanos?, ¿qué sucede con la dieta, la música, la terapia tonal y la meditación? ¿qué sucede con el amor de la familia y el apoyo de los amigos?, ¿qué sucede con la risa?, ¿qué sucede con la oración?

Tu salud física está entrelazada con tu bienestar emocional y espiritual. No confíes ciegamente en medicamentos y cirugías. Por supuesto, nunca sugeriríamos que no vayas con un médico o no te sometas a cirugía para extirpar un tumor canceroso. Sin embargo, entiende esto: *todo lo que la medicina moderna te ofrece no es todo lo que existe.*

Además de varias prácticas holísticas diseminadas por todo el país, en algunos hospitales se encuentran administradores valientes y previsores que han visto los beneficios de la música en acción, el cambio está en el futuro cercano.

En un esfuerzo por minimizar el impacto negativo de los sonidos de los hospitales, en algunos pabellones de cáncer, unidades de cuidados intensivos y centros de terapia se está tocando música instrumental. El efecto es hacer que los pacientes estén más cómodos, menos tensos y más felices. También hace que sus cuerpos resuenen a una velocidad más sana.

La música... El Sonido que Cura

Gracias al trabajo de los modernos terapeutas de la música, de músicos curativos y antropólogos que nos devuelven las técnicas curativas de otras culturas (y nuestra historia), la música está empezando de nuevo a ser reconocida como algo que tiene un valor que va más allá del entretenimiento. Se están examinando las prácticas imaginativas e intuitivas de los chamanes y los terapeutas de la música están empezando a incorporar más de ellas en sus propias terapias. El valor del contacto espiritual y los sentimientos intuitivos se están aceptando lentamente entre algunos médicos occidentales con entrenamiento científico.

De la misma manera que las terapias alternas, como la acupuntura y la quiropráctica, se están incluyendo en los seguros médicos y las están prescribiendo los médicos occidentales, con suficiente presión y pruebas, la música también podría llegar a ser una parte aceptada del tratamiento para algunas enfermedades.

Sólo hemos empezado a redescubrir lo poderosa que la música es en el tratamiento de casi toda enfermedad conocida por el hombre. Lo que te estamos ofreciendo aquí es sólo una pequeña muestra de las maravillosas formas en que la música está ayudando a curar o a aliviar nuestros males más comunes.

"Cada enfermedad tiene una solución musical.
Entre más corta y completa sea la solución...
mayor el talento musical del médico.
La enfermedad exige múltiples soluciones.
La selección de la solución más apropiada
determina el talento del médico."

Novalis

Cuando hablamos de música para curación física, queremos enfatizar que la gama y las frecuencias de la música que se emplea son muy importantes. Mientras que la música clásica e incluso la popular es valiosa, la verdadera curación del cuerpo humano no procede de melodías complicadas, interludios armónicos o arreglos exquisitos. Nuestros cuerpos tienen un ritmo como el de la Tierra y si aprovechamos estos ritmos y sonidos, la curación con música es mucho más efectiva.

Imagina el rugir del océano, el susurro del viento, el zumbido de los insectos. Todos ellos son frecuencias que ocurren normalmente y que nuestro cuerpo ya sabe cómo usar para recuperar el equilibrio. Cuando se añade música para la curación, debe ser constante, sin complicación y pura. Para utilizar las habilidades curativas innatas del cuerpo, debemos dejar que reconozca y asimile los diferentes tonos naturales que se le están proporcionando. La música con un ritmo continuo, constante y un tipo de zumbido es muy valiosa. Daremos ejemplos al final del capítulo, pero es muy importante recordar esto: el ritmo constante, las melodías simples que se repiten con regularidad y gran cantidad de espacio para que lo atraviesen las frecuencias naturales son muy importantes.

Además, la música en sí debe ser algo que disfrutes. Debe ser agradable para ti, de otra manera, no tendrá efecto benéfico o podría, de hecho, agravar tu condición. Dedica tiempo a escuchar varias grabaciones cuando vayas a una tienda de música. Escucha con cuidado y date el tiempo necesario para en verdad sentir la música. Tu cuerpo te dirá cuál es mejor para ti. Incluimos técnicas para escuchar en el Capítulo Diez. Úsalas cuando escojas música, ya que te ayudarán a reconocer qué efecto tiene en ti cierta música. Después puedes analizar qué es mejor para tu propia situación.

La meta final de este libro es ayudarte a lograr la salud física, espiritual y emocional. Aunque la medicina moderna es en verdad valiosa, no olvides que tu personalidad verdadera, completa y sana depende del equilibrio y de la paz interna. La música es una de las herramientas más poderosas que puedes emplear para lograr este ideal.

La Música y el Sistema Inmune

Del SIDA al Síndrome de Fatiga Crónica y al cáncer, es la inhabilidad de nuestro sistema inmune para derrotar los ataques lo que permite que la enfermedad se apodere de nuestro cuerpo. Para estar sano, debemos fortalecer el sistema inmune, y la música es una forma excelente de lograrlo.

No existe duda de que hay una conexión entre lo que ingerimos, lo que oímos, lo que sentimos y la forma en que nuestro sistema inmune funciona. Nuestro entorno nos produce muchas tensiones: nuevas cepas de bacterias; aditivos de los alimentos y hormonas; contaminación de aire, agua y ruido; y contaminación de las frecuencias. Todo esto abruma nuestro sistema inmune a un nivel peligroso.

Las frecuencias dañinas penetran en nuestro cuerpo todos los días. A muchas frecuencias las podemos escuchar, pero las más dañinas pueden ser, de hecho, las que no podemos escuchar. Es más que sólo líneas eléctricas emitiendo radiación electromagnética. La televisión, la radio y las comunicaciones militares, incluso las señales de control de tráfico aéreo, están recorriendo el aire que respiramos, alterando y reprogramando las células de nuestro cuerpo. Hace poco, se presentaron informes sobre cómo la radiación de microondas que producían los teléfonos celulares podía ser causante de la formación de tumores cerebrales. En el trabajo, las personas que se sientan frente a monitores de computadora todo el día, tienen una mayor amenaza de cáncer. Ni siquiera sabemos si es seguro estar cerca de un horno de microondas.

El hecho es que no sabemos suficiente sobre ninguno de estos tipos de frecuencias potencialmente letales; sólo han estado entre nosotros los últimos setenta y cinco años. Lo que sabemos es que la gente está muriendo de cáncer, SIDA, enfermedades neuromusculares, incluso de infecciones bacterianas, a tasas alarmantes. Esto sucede a pesar de que se gastan cientos de millones de dólares todos los años para encontrar curas para esas enfermedades. ¿Se está causando demasiada tensión a nuestros sistemas inmunes? ¿Puede ayudar la música?

El investigador clínico, el doctor Theodore A. Baroody, hijo, autor de *"Alcaliza o Muere"*, ha descubierto que el sonido discordante (ácido) trastorna la función de nuestros órganos básicos y causa erupciones de enzimas y hormonas. Esto causa la destrucción real de las células, lo que debilita el sistema inmune, abriendo la puerta a las enfermedades.

Aunque la música en sí no produce ondas electromagnéticas dañinas, ciertos tipos de música y otros sonidos discordantes pueden emitir frecuencias que producen "ácido" en nuestro sistema. Por lo tanto, tenemos que escoger música que contrarreste tanto los sonidos que se escuchan como los que no y que causan estragos en nuestro sistema inmune.

El doctor Baroody afirma que existe música "ácida" y "alcalina". La música que produce ácido es la del tipo de rock pesado y el rap... todo lo que hace que te sientas enojado, confuso, nervioso o disperso. La música que produce álcali es la clásica suave, la instrumental ambiental, la de meditación... todo lo que hace que te sientas relajado, contento y feliz.

El sonido armonioso, que incluye la música alcalina, relaja y sincroniza nuestros nervios, órganos y el sistema glandular. Este efecto puramente físico es sólo parte de la forma en que el tipo correcto de música fortalece nuestro sistema inmune. Los estudios preliminares muestran que la música estimula el sistema inmune al capturar el flujo y reflujo de las mareas emocionales del cuerpo. Mientras una pieza de música puede producir un estallido repentino de lágrimas... otro puede activar la risa y la felicidad. La música nos fortalece física y emocionalmente. Nos da paz, esperanza y amor, y más que otras cosas, necesitamos estas cualidades muy humanas para mantener sano nuestro sistema inmune.

Enfermedad Cardiaca

¿Cuántas personas conoces que hayan sufrido un ataque cardiaco?, ¿cuántas sobrevivieron sólo para tener otro ataque cardiaco después que las mató? Pudieron estar tomando medicamentos, siguiendo programas de dieta y ejercicios, y aun así, sus corazones no soportaron.

Es un hecho absoluto que el tipo correcto de música (como la música de arpa) disminuye la tensión, la cual es un factor muy importante en las enfermedades del corazón. Entonces, la música debe ser una adición natural a cualquier tratamiento para víctimas de ataque cardiaco. Por desgracia, no es así en la mayoría de los casos. ¿Alguna vez has escuchado a un doctor prescribir ejercicio moderado, una dieta sana y exposición regular a música tranquilizadora?

Bueno, la estamos prescribiendo aquí. En el Capítulo Cinco hemos expuesto una serie completa de técnicas de relajación, meditación y selecciones de música que se sugieren para reducir la tensión. Se deben usar todos los días, como las píldoras y otros tratamientos que un médico pudiera recomendar. La evidencia del poder de la música para ayudar a la recuperación de ataques cardiacos no es sólo anecdótica; existen estudios científicos para probarlo. Cuando el Hospital de San José, en Nueva York, instaló un sistema para escuchar música en su unidad de cuidados intensivos, la tasa de mortalidad para los pacientes de ataque cardiaco en su pabellón cayó dramáticamente. Murieron de ocho a doce por ciento menos pacientes en la unidad en comparación con el promedio de los Estados Unidos.

Imagina el sentimiento: tienes dolor, estás asustado, quizá muriendo; te meten apresuradamente en una sala de urgencias; allí se encuentran monitores que hacen señales sonoras y pulsan, carritos de urgencias son arrastrados de habitación en habitación, los médicos y las enfermeras corren por las salas, el sistema de altavoces llama a los doctores por nombre a cada rato. ¿Cómo vas a llegar a sentirte mejor con todas estas conmociones a tu alrededor?

Una enfermera de cuidados críticos de Dallas, Texas, en Estados Unidos, Cathie Guzzetta, observó impotente por años cómo los pacientes asustados pasaban por su sala. Decidió probar la música y las técnicas de relajación en ellos, con gran éxito. Después, en un estudio formal en Washington, D.C., descubrió que usar la terapia de música y enseñar a los pacientes las técnicas de relajación reducían el ritmo cardiaco y la presión sanguínea. Personas que nunca antes se habían relajado, aprendieron a usar la música, la relajación muscular y la meditación para sentirse mejor y reducir la posibilidad de tener otro ataque. Una vez que estos individuos aprendieron a escuchar y a dejar que la música los ayudara a serenarse, experimentaron una gran comodidad en sus habilidades recién adquiridas para relajarse.

Por supuesto, siempre que tengas problemas cardiacos, debes consultar a un médico. Pero debes darte cuenta de que un médico no tiene a la música en la lista aceptada de tratamientos para angina o prolapso de la válvula mitral. Las escuelas de medicina no enseñan a los futuros médicos el sorprendente poder de la música para curar. No desestimes su poder para curar a un corazón enfermo sólo porque la música no está en los libros médicos.

Presión Sanguínea Alta

A pesar de todo tipo de medicamentos, de clubes de salud y de dietas libres de colesterol y grasa, casi cuarenta millones de norteamericanos sufren de presión alta. ¿Cómo puede suceder?

Se debe a que es una nación de personas que rinden más de lo esperado, resueltas a conquistarse unas a otras y al mundo. Ese modo de pensar puede conducir sólo a un punto... tensión. Y con la tensión fluye la presión sanguínea alta y los problemas relacionados, como apoplejía y ataques cardiacos.

El tipo correcto de música es un poderoso antídoto para la tensión que eleva tu presión sanguínea. Al incorporar técnicas de relajación y la meditación con la experiencia de escuchar música, puedes ver una disminución drástica de la presión sanguínea.

Sin embargo, la música debe carecer de todo lo que cause miedo o haga recordar situaciones dolorosas. También es importante que la música sea simple, calmante y que tenga un tiempo constante. El jazz complicado, el rock pesado y las piezas apasionadas de música clásica no son apropiados definitivamente. Es mejor la música instrumental, de ambiente o de meditación.

La música también es un refuerzo maravilloso para los cambios de estilo de vida que son tan importantes para controlar la presión sanguínea. El ejercicio es más agradable y más fácil de manejar si se sincroniza con música. Otro poderoso cambio de estilo de vida es aprender a tocar un instrumento o a cantar. La energía que se crea al hacer música es una poderosa reguladora de la presión sanguínea.

Apoplejía

Uno de los resultados más comunes de la presión sanguínea alta es un ataque de apoplejía. Idealmente, la terapia de música se debería iniciar mucho antes de que ocurriera un ataque de apoplejía, pero si se tiene uno, la música es de inmensa ayuda en la rehabilitación.

La depresión es una barrera que deben superar muchos pacientes de apoplejía. Es muy fácil sentir pena por ti mismo cuando hablar, caminar e incluso comer se ha vuelto difícil o imposible. En un estudio en Escocia, los investigadores descubrieron que era mucho menos probable que sufrieran de depresión los pacientes hospitalizados que recibían terapia de música junto con otros tratamientos. Eran más positivos en sus perspectivas y tenían menos episodios de ansiedad.

Hay más puntos en que la música puede ser útil para el paciente de apoplejía. Imagina que tratas de aprender a caminar de nuevo después de un ataque severo de apoplejía. Qué difícil es enviar mensajes de tu cerebro a la pierna y lograr que ésta haga lo que le pides. ¿Qué tal si tu cerebro recibiera un poco de ayuda?, ¿qué tal si se utilizara música para ayudar al cuerpo a recordar los movimientos?, ¿qué tal de algo de la música con que solías bailar?, ¿quizá un agradable y viejo vals de Strauss o un poco de ritmo de disco? Está perfecto todo lo que te haga recordar el baile. Debe ser alegre y alentar recuerdos positivos. Pero lo más importante, estimulará la respuesta automática para mover los pies y las piernas.

Otro uso interesante de ritmo y música fue estudiado por investigadores de Colorado, Estados Unidos. Incluyeron ritmos proporcionados por pulsos de metrónomo en la música que disfrutaban sus pacientes. Esta estimulación rítmica ayudó a los pacientes a mejorar la colocación de los pies, a dar zancadas más parejas y aumentó su habilidad para continuar caminando por periodos más largos. Lo mejor de todo es que incluso cuando los pacientes ya no tenían esta estimulación, seguían los patrones de caminar que habían aprendido con la ayuda de esta idea rítmica. En otras palabras, no recaían ni adquirían patrones desagradables de caminar.

Muchos pacientes de apoplejía pierden el uso de un brazo. Imagina los beneficios de tocar el piano o el tambor. Tocar un tambor junto con un terapeuta o una pieza de música grabada ayuda a establecer un patrón en la mente y en el cuerpo. Además de fortalecer la extremidad, tiene más sentido que sólo abrir y cerrar una mano o subir y bajar el brazo. El movimiento rítmico ayuda a la extremidad a recordar la forma correcta de moverse mucho antes de que se deje de tocar el tambor.

¿Qué sucede con el habla? Para muchos pacientes de apoplejía, es muy difícil formar palabras y oraciones. Muchos incluso pierden la voz por completo, durante un tiempo. Tararear y entonar son herramientas maravillosas para ejercitar las cuerdas vocales y para enviar vibraciones por todo el cuerpo. Estas vibraciones estimulan el mecanismo de curación del cuerpo. Pronto se vuelve más fácil elaborar palabras y oraciones, y establecer una cadencia que facilite la comunicación.

Los terapeutas sólo están empezando a experimentar con el sonido y la música para pacientes de apoplejía. Incluso si las terapias que te ofrecen a ti o a un ser querido no incluyen música, experimenta con ella. Pon música durante los ejercicios para caminar. Canta, tararea, toca un tambor; no te puede lastimar y podrías encontrar un milagro al hacerlo.

Cáncer

Un estudio alemán del doctor Ralph Spintge indica que los músicos tienen una tasa de cáncer significativamente más baja que la población en general, y como músicos, estamos encantados de saberlo. La pregunta es: ¿por qué los músicos?, ¿es algo exclusivamente celular?, ¿es emocional?

Tenemos en el cuerpo células cancerosas todo el tiempo; el problema es asegurarse que no crezcan convirtiéndose en algo que nos matará. Como la música estimula el sistema inmune, puede prevenir que las células cancerosas se establezcan, muten e invadan el cuerpo.

Pero el poder de la música es más que sólo estimular el sistema inmune. La investigación ha mostrado que ciertos tonos musicales pueden reducir el tamaño de tumores ya existentes y que desaparezcan las células cancerosas.

Un músico francés, Fabien Maman, ha estado trabajando con Helene Grimal, una investigadora en París. Juntos expusieron las células cancerosas a diversos tonos con diversos intervalos. Descubrieron que las células cancerosas en tubos de ensaye empezaban a desintegrarse cuando se exponían a un tono específico por veintiún minutos.

Pudieron probar estos resultados con pacientes femeninos que tenían tumores de pecho. Cuando las mujeres enfermas entonaban notas específicas por periodos de veintiún minutos a la vez, por un total de tres y media horas al día, sus tumores disminuyeron en verdad. Una de las mujeres se sometió a cirugía incluso después de que las pruebas mostraron que el tumor se estaba encogiendo. Sorprendentemente, el tumor se había reducido de tamaño, no tenía metástasis y se extirpó con facilidad. Ningún cáncer volvió. Los otros pacientes no se sometieron a cirugía ni mostraron otros síntomas cuando el experimento terminó.

Con una enfermedad como el cáncer, parece que la vibración actual, la producción física de una frecuencia particular o una gama de frecuencias en el cuerpo, tiene un enorme efecto en las células enfermas. Mientras que escuchar música es definitivamente algo positivo, puede ser más importante para los pacientes de cáncer hacer música.

Además de comer alimentos integrales, de realizar las terapias recomendadas y de ejercitarte, tomar y tocar una guitarra, una cítara o un teclado portátil puede ser de verdadera ayuda. Las flautas de los nativos norteamericanos y la voz también son instrumentos poderosos para este fin. No te intereses en tocar música estructurada... sólo acércate al instrumento y haz sonidos. Selecciona la posición de cuerdas en el teclado y presiona una nota baja y sonora (como Re bemol) por unos minutos. Sopla una nota larga y tranquilizante en la flauta. Tararea.

Encuentra un tono que estimule la parte afectada del cuerpo. Deja que tu cuerpo absorba las vibraciones conforme enfocas tu atención a las ondas de sonido que penetran la parte del cuerpo que necesita curarse. Experimenta con diferentes notas. Sentirás intuitivamente cuáles están ayudando. Trata de entonar con tu voz o tocando un instrumento esas notas determinadas por periodos de veintiún minutos.

Aunque no estamos sugiriendo que dejes de lado las terapias que te recomiende el médico, creemos que puedes darte una mejor posibilidad de vencer al cáncer si complementas el tratamiento incluyendo la música. Además, hará que te sientas comprometido con tu recuperación y todos necesitamos sentir que tenemos el mando, en última instancia, de nuestro cuerpo.

Dolor de Cabeza

Uno de los males más comunes es el dolor de cabeza. ¿Qué hacer cuando tienes uno? La mayoría de las personas buscan los medicamentos que requieren o no receta médica.

No existe duda que la mayoría de los dolores de cabeza se producen por la tensión. La mejor manera de resolver eso, por supuesto, es mediante la relajación. Es importante aprender a relajar conscientemente músculos específicos, como los de alrededor de los ojos, del cuello y de la cara. Escuchar música tranquilizante y arrebatadora aleja tu mente del dolor. En lugar de sustancias químicas, la música es el "medicamento" que te permite relajarte.

Aparte de la liberación emocional que la música ofrece, existen otros beneficios que son sólo físicos. La frecuencia (o ritmo de la vibración de los tonos) es la fuente del alivio del dolor. Las vibraciones que produce el entonar son especialmente útiles. Entonar es la producción de sonidos con tu propia voz. Para algunos tipos de dolor de cabeza, producir los tonos apropiados puede crear una vibración que contrarreste la fuente del dolor. El punto difícil es encontrar la frecuencia correcta.

Como con casi todo en la curación con música, nada es correcto o incorrecto. El tono que hace que *tu* dolor de cabeza desaparezca no necesariamente es el mismo tono que ayuda a otro. Recuerda, tiene relación con una frecuencia de resonancia natural; sólo tienes que encontrar tu propia frecuencia y tocarla. Experimenta haciendo diversos sonidos largos, como "aaaah", "ooooh", "mmmm" u "ommmm". Entona más alto o bajo, abriendo o cerrando la boca, dándole diversas formas. Al final encontrarás un tono que produzca una vibración que sientas que es la correcta. Notarás una disminución del nivel de dolor. Date cuenta de lo que sucede cuando entonas por cinco minutos.

Por supuesto, la idea es no tener dolor de cabeza por principio de cuentas. Puedes prevenir los dolores de cabeza, incluso las migrañas. Emplea fantasías guiadas, meditación y otras técnicas de relajación, junto con música, con regularidad, al menos dos veces a la semana. Ofrecemos maravillosos ejercicios en el Capítulo Cinco y en el Doce de este libro. Si te tomas el tiempo para mimarte un poco, verás una sorprendente disminución en la frecuencia de los dolores de cabeza.

Dolor Crónico

Mucha gente sufre de dolor crónico y el origen puede ser lo que sea, desde lesiones recibidas en un accidente automovilístico hasta una enfermedad degenerativa de los discos. Muy poco puede afectar nuestra vida tan totalmente, como vivir con un dolor crónico. Se trastornan los patrones de sueño, se impide la habilidad para pensar con racionalidad y procesar la información, y a menudo se reducen las actividades sociales, lo que causa que la persona se sienta aislada y solitaria.

Por supuesto, se pueden emplear muchos medicamentos para el dolor; sin embargo, a menudo sus efectos secundarios son tan malos como el problema que causó el dolor por principio de cuentas. Por lo tanto, muchos profesionales de medicina alterna están empleando acupuntura, acupresión, hipnosis y otras terapias, todas con cierto grado de éxito.

La música es una enorme ayuda para todas estas terapias. Recuerda, la música es (en el fondo) sonido. Las frecuencias creadas por el sonido (audible o inaudible) tienen un impacto inmenso en la tasa de vibración del cuerpo. Si se emplea el sonido con la frecuencia correcta, se puede en verdad disminuir el dolor que experimenta el cuerpo. Estamos seguros que has escuchado del ultrasonido. Es, de hecho, un sonido inaudible y se emplea extensamente en terapia física para ayudar a reducir el dolor y a curar los tejidos dañados.

Además de sus beneficios fisiológicos como sonido, la música es muy poderosa para ayudar a pacientes crónicos a manejar en lo psicológico al dolor. Aprenden a usar la música para reducir la tensión que se asocia al dolor y a relajar los músculos que se tensan como reacción a él. Para todo, desde el alumbramiento hasta las quemaduras, la música ha ayudado a la gente a separarse del dolor y a aprender a hacerle frente en una forma mucho más positiva. La música también ayuda a alterar la percepción del tiempo, lo que ayuda a reducir la percepción del dolor.

Para escapar psicológicamente del dolor intenso, el new age o la música clásica no necesariamente es la mejor terapia. La música popular, el rock de temas folklóricos y otra música de ritmo movido es en realidad lo mejor. Estamos hablando de música de Beach Boys, Eagles o Sheryl Crow. Los terapeutas de la música que trabajan con jóvenes que son víctimas de quemaduras han descubierto que el rock es muy efectivo. Lo principal es comprender que *cualquier* música puede tener efectos terapéuticos emocionales contra el dolor. Utiliza lo que sea que funcione para ti y recuerda que es correcto elevar el volumen.

Artritis

Los músicos sufren de artritis de la misma manera que miles de personas más. De hecho, cuando no están tocando, muchos instrumentistas sufren de terribles dolores en las manos y los dedos. Pero cuando tocan, olvidan el dolor. Tocar música es como tener tu propia fábrica interna de cortisona.

Aparte de la alegría estética obvia de crear música, el acto físico de tocar, de mover los dedos, es terapéutico. Si no mueves las articulaciones con artritis, se endurecen y dejan de funcionar. Así que nuestra sugerencia, si tienes artritis, es *usar las articulaciones*. Obtén un piano portátil o un teclado. Toca el xilófono, toca suavemente un tambor.

Es probable que sepas que existen diferentes tipos de artritis. El tipo que ataca a muchas personas cuando envejecen es la artritis reumatoide. Con esta enfermedad en particular, son especialmente útiles las fantasías guiadas y la música. Al imaginarnos moviéndonos con libertad, sin dolor, los enfermos que escuchan música pueden reducir en verdad el dolor y la hinchazón, y moverse con mucha más facilidad. Además, son más felices y están más preparados en lo emocional para tratar con el dolor y las limitaciones de la enfermedad.

Aquí es importante el tipo de música, todo lo que tenga palabras no es tan efectivo como la instrumental. La música clásica parece estimular el proceso curativo, como lo hace la música del new age que contenga sonidos de la naturaleza. La música instrumental te permite usar libremente la imaginación. La música es un conducto para viajar por tu mente a un lugar que es curativo. Imaginarte en un entorno hermoso, sano y libre de dolor, es el primer paso para crear el bienestar. Al aumentar de fuerza varias veces gracias a la música, este poder de la mente *puede* reducir el dolor y *lo hace*, eleva la habilidad para moverse y reduce la necesidad de medicamentos.

Enfermedad de Alzheimer

La enfermedad de Alzheimer es una de las condiciones más aterradoras que enfrentan las personas de edad avanzada. No pueden recordar personas ni sucesos, no pueden mantener su atención por largo tiempo y se olvidan de cómo interactuar con la gente. El mundo se vuelve un lugar misterioso y aterrador cuando no existe pasado ni futuro. O quizá sólo viven en el pasado... el presente no existe y no pueden concebir el futuro. Algunos pacientes de Alzheimer al final no tienen forma de comunicarse porque no tienen un marco de referencia.

Los terapeutas de la música y los músicos voluntarios que trabajan con las personas de edad avanzada confirman que la música hace que la gente salga de su caparazón. Existen muchas historias de pacientes que antes sólo se sentaban en sus sillas de ruedas y vuelven a la vida, aplauden y cantan cuando tocan una tonada favorita de su pasado.

Aparte de ofrecer a los pacientes algo de alegría y la posibilidad de cantar o bailar, la música es con frecuencia una puerta para la comunicación. Como es muy frecuente que recaigan a un estado casi catatónico, ni siquiera hablan con las personas que conocen. Cuando se toca o canta música que les es familiar (música de su juventud o un himno familiar), es como si se prendiera una luz.

La música no es una cura mágica para la enfermedad de Alzheimer. Hasta el momento, no existe evidencia de que una vez que sucumbe a los daños de la enfermedad, le ofrezca beneficios a largo plazo en lo que respecta al habla o a la memoria. Sin embargo, tenemos evidencia de que puede retrasar el avance de la peor parte de la enfermedad al ser una ayuda para la memoria. También puede mejorar la calidad de vida del paciente, ya que la música puede ofrecer una oportunidad de interacción social, comunicación y felicidad.

La enfermedad de Alzheimer inflinge una pérdida inmensa en cualquier persona que cuide de alguien con esta enfermedad. Seas un acompañante pagado, un cónyuge o un hijo, la tensión de cuidar a alguien que puede no recordar quién eres, puede ser devastadora. La música y los ejercicios para reducir la tensión pueden ayudar a los cuidadores a mejorar también su propia salud. ¿Qué mejor forma que con música, para causar una sonrisa en alguien y elevar su estado de ánimo con alegría? Cuando la música te lleva a un lugar de paz interna, la curación no está lejos.

Recursos para la Curación

¡Tararea! ¡Canta! ¡Silba! Una de las mejores acciones que puedes realizar para ayudar a tu cuerpo físico a ponerse bien y permanecer así es emplear el regalo maravilloso de tu voz. Todos tenemos un instrumento musical incorporado que nos fortalece y nos ayuda a mantenernos sanos, ¡úsalo!, y por favor, recuerda el poder de tocar cualquier instrumento musical. Las vibraciones que creas cuando haces música tienen un gran poder curativo.

Música Recomendada:

"Curación con Sonidos", Dean Evenson y Soundings Ensemble
"El Anillo de las Hadas", Mike Rowland
"Cuerpo Sano, Mente Sana", Andrew Weil

Contemplación:

Algunas personas dicen que la enfermedad es un síntoma de una enfermedad del alma. Algo que falta, o con lo que no he tratado, es la raíz de los problemas físicos que tengo. ¿Hay algo que debería resolver? ¿Tengo problemas sin corregir que debería abordar?

Afirmación:

Soy fuerte, saludable y feliz. Todo lo que ha sucedido en el pasado y en el presente, que hizo posible que me enfermara, se ha resuelto, y libero todo el dolor y el trauma. Estoy sano.

(Hay una maravillosa autora, llamada Louise Hay, que tiene una serie de libros con afirmaciones para enfermedades específicas. Te recomendamos ampliamente que leas algunas de sus obras para encontrar recomendaciones adicionales.)

Mantra:
Completo y sano es mi camino.

El Poder de la Música y el Amor

(una verdadera historia del poder del amor en una canción)

Karen tenía un hijo de tres años, Michael, cuando descubrió que estaba embarazada y que iba a tener una nena. Para alentar que Michael aceptara al nuevo bebé y hacer que se sintiera importante, Karen animó al niño a cantarle a su hermana. Todos los días, le cantó a su hermanita mientras ella reposaba en el vientre de su mamá.

El embarazo avanzó normalmente, pero cuando nació el bebé, se presentaron complicaciones y fue necesario poner a la bebé en una unidad de cuidados intensivos neonatales. La condición de la bebé empeoró cada día más y parecía que no sobreviviría.

Durante la enfermedad de su hermana, el pequeño Michael le pidió a su mamá que le dejara ver a su hermanita. Quería cantarle. A pesar de las terribles advertencias del personal del hospital, Karen llevó a su hijo a ver a la bebé. Temía que fuera la única vez que podría verla y estaba determinada a dejar que le cantara.

El pequeño Michael se acercó a su hermanita, mirándola fijamente por un momento. Después empezó a cantar lo que le había cantado toda su vida:

"Tú eres mi rayo de sol, mi único rayo de sol,
tú me haces feliz, cuando el cielo está gris..."

Casi de inmediato, la bebé respondió, se calmó su pulso y se volvió estable.

"Nunca sabrás, querida, cuánto te amo,
Por favor, no te lleves mi rayo de sol."

La respiración irregular y tensa se volvió regular y calmada. "Sigue cantando, cariño", animó Karen a Michael.

"La otra noche, querida, cuando estaba durmiendo,
soñé que te sostenía en mis brazos..."

Esta pequeña bebé empezó a relajarse. Michael siguió cantando, Karen estaba radiante y el personal del hospital se quedó sorprendido mientras la bebé caía en un sueño pacífico. Al día siguiente, la bebé estaba lo bastante bien para ir a su casa, para estar por fin con su hermano mayor, Michael.

("Eres mi Rayo de Sol" de Jimmie Davis y Charles Mitchell)

En la madre,
cuando empieza a agitarse
la primera traza de vida,
la música es la enfermera del alma.
Murmura en su oído
y el bebé se duerme.
Los tonos son los compañeros
de sus sueños.
Son el mundo en que
vive.

                              Antoine Bettina

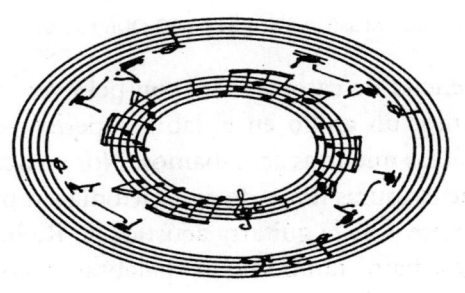

CUATRO

Música y Emoción

"La música puede producir dos resultados.
Puede construir
puentes y hacer que las personas se
comprendan
unas a otras y sus diferencias.
O puede socavar el dique y hacer que
el problema sea mayor.
El rap está haciendo que el problema sea
mayor".

Phil Collins

La música... El Sonido que Cura

Una jovencita de catorce años con pelo verde, lápiz labial púrpura y un anillo en el labio superior se encontraba frente a nosotros mientras actuábamos. Nos escuchaba extasiada, conforme las puras notas de una melodía simple emanaban del arpa de Kate y de la guitarra acústica de Richard. Nada de sintetizadores, bajo, tambores, ni palabras; sólo la melodía. Permaneció inmóvil, no teníamos idea de qué pensaba.

Entonces, de repente, esta niña mujer empezó a llorar. Las lágrimas corrían libremente por sus mejillas, mezclándose con el rubor púrpura de sus mejillas. Cuando terminó la pieza, se nos acercó y tomó la mano de Kate, "gracias", dijo. Después se marchó rápidamente, aún sorbiendo algunas lágrimas mientras volvía al alboroto y confusión que es Las Vegas.

Son momentos así los que nos hacen seguir tocando nuestra música incluso en los lugares más difíciles. Todos los días vemos reacciones intensas, las lágrimas de esta jovencita de ninguna manera fueron únicas. Una respuesta emocional de este tipo a la música nos ha sucedido a la mayoría en uno u otro momento.

¿Qué contiene la música que nos hace reaccionar en forma tan emocional a ella?, ¿por qué tanta gente busca por intuición la música cuando se siente alterada o mal, o cuando está muriendo?

Hemos discutido los efectos físicos de las frecuencias que bombardean nuestro cuerpo. Hemos visto cómo los tonos y las vibraciones pueden curar cáncer y dolor de cabeza. Son todos efectos del sonido que se pueden medir y calibrar científicamente.

Pero la música es, por supuesto, mucho más que frecuencias y tonos dispuestos en un orden preciso desde el punto de vista de las matemáticas y que crea melodía, contramelodía y armonía. Es una fuerza poderosa y es el efecto emocional que la mayoría de nosotros recuerda cuando pensamos en el poder de la música.

Incluso el famoso psicoanalista Carl Jung, reconoció el inmenso poder de la música en la psique humana. Él sentía que la música debía ser parte de todo análisis ya que podía alcanzar el interior y tocar la esencia de la persona. La raíz de los problemas de una persona se podía alcanzar con la música cuando fallaban otros métodos.

> "La música de la persona de mente noble es apacible y delicada,
> mantiene un estado de ánimo uniforme,
> alienta y conmueve.
> Un hombre así no alberga dolor ni lamentos en su corazón;
> los movimientos violentos y atrevidos le son extraños."
>
> Confucio

Una interesante historia que demuestra el poder de la música en la emoción procede de la antigua Grecia. Allí se encontraba un joven siciliano en lo que sería el equivalente de nuestros bares. Un flautista estaba tocando música en un estilo llamado Frigio, definitivamente no era un estilo relajante ni melódico de música. Mientras el joven siciliano escuchaba la música, se enojaba cada vez más. Creía que su enamorada estaba teniendo un amorío y estaba decidido a ir a su casa y prenderle fuego. Entre más tocaba la música, más enojado estaba el joven.

Al fin, el famoso matemático Pitágoras, que también estaba en el bar, se dio cuenta de lo que estaba sucediendo y ordenó al músico que dejara de tocar esa música. El flautista cambió su música a un estilo diferente y tocó una hermosa pieza melódica y tranquilizadora. De inmediato, el joven siciliano se tranquilizó y volvió a su casa totalmente paciente.

Inspiración de Amor o Miedo

¿Cuántas películas has visto en que el héroe tiene que destruir la rocola o dejar la habitación cuando se toca una canción especial? La música evoca recuerdos dolorosos, inspirándole violencia o a beber demasiado. O también ocurre lo contrario. Alguien pone una moneda en la rocola, empieza a sonar una canción hermosa y una pareja se examina entre sí de un lado al otro de la habitación. Sus ojos se encuentran, cae en brazos del otro y empiezan su viaje al romance.

¿Alguna vez has notado el importante papel que la música tiene cuando tienes un nuevo interés amoroso en tu vida? Muchos de nosotros recordamos la canción que estaba sonando cuando nos encontramos por primera vez, o la primera melodía con que bailamos. La mayoría de las parejas tiene una canción que consideran suya y escucharla les inspirará recuerdos cálidos por muchos años.

Sostenidos cerca del pecho de su mamá, se arrulla a muchos bebés para que se duerman con las notas melosas y persistentes de *"Mece a un Bebé que va a Dormir"* o la *"Canción de Cuna de Brahms"*. Con la música, una madre guía su intenso amor hacia su hijo durante el ritual de acostarse, inspirando sentimientos de seguridad y calidez. Para un recién nacido, o incluso un bebé en el útero, la música es el lenguaje del amor. Y años o décadas después, el sonido de una canción de cuna amada puede calmar el latido cardiaco y reducir la presión sanguínea de personas de edad avanzada que escucharon estas melodías cuando eran bebés.

La respuesta emocional no se limita a los humanos, también afecta a los animales. Un veterinario de Los Ángeles durante la década de 1970 usaba hermosa música de violín para calmar a sus pacientes caninos y felinos. Los animales se encontraban en tal estado de satisfacción que era evidente que no se querían ir. Los dueños de las mascotas se sorprendían y prosperaba el negocio del veterinario. Este doctor deseaba que sus pacientes de cuatro patas supieran que los amaba a todos y cada uno de ellos, y para él, no había mejor forma que tocar música que transmitiera esa emoción.

Si la música es un poderoso activador emocional para las personas, se desprende que las emociones activadas por la música pueden afectar no sólo a individuos y sociedades, sino el curso de la historia. Las emociones inspiradas por la música viajan por la Tierra y el universo.

> *"La música nos tranquiliza, nos agita; crea en nosotros sentimientos de nobleza; nos derrite haciéndonos llorar, y no sabemos cómo."*
>
> Charles Kingsley

Por lo tanto, se vuelve importante considerar seriamente lo que estamos expresando con nuestra música. En realidad, sólo hay dos emociones: amor y miedo. Todas las demás respuestas emocionales emanan de estas dos. Así, ¿la música que hacemos o escuchamos inspira amor o miedo?

Si es cierto que el pensamiento *crea* (y pensamos que es así), entonces los pensamientos conjurados por la respuesta a la música también pueden crear. Y, si la emoción y los pensamientos son negativos o rencorosos, se desprende que la destrucción es una consecuencia natural.

> *"Algunas personas tienen un gran sentido de la responsabilidad moral; por desgracia, está respaldado por un pobre sentido del gusto musical. Otras personas tienen gran habilidad musical, y muy poco sentido de responsabilidad moral."*
>
> Eric Clapton

Gran parte de la música actual está llena de odio y deseos de venganza. Estos atributos proceden de la emoción del miedo, que envía más vibraciones de miedo. El enojo fluye del miedo, causando estragos y creando enfermedades. Piensa en el impacto que los tonos ásperos, los efectos rechinantes y las letras obscenas tienen en los niños. Un niño expuesto a este tipo de música continuamente tendrá un punto de vista de la vida muy diferente al de un niño que se ha criado con Brahms y Bach.

Considera los cambios de la música popular en nuestra sociedad desde las décadas de 1950 y 1960. Entonces, Elvis cantaba *"Ámame con Ternura"* y los Beatles proclamaban *"Ella te Ama"*. La armonía y las melodías fuertes definían la música y las letras se centraban en el amor y las relaciones inocentes. Las personas dejaban abiertas sus puertas y es seguro que no se preocupaban de que le dispararan a sus hijos en la escuela.

En los años que le siguieron, en especial, los últimos veinte años, es como si la música popular hubiera cambiado de nivel, puedes escucharlo. Gran parte de la música que compran los jóvenes adultos se ha vuelto más ruda y menos melódica. Las letras explícitas son gráficas; describen el sexo, el odio racial, la violencia contra las mujeres, las figuras de autoridad y la rebelión contra todo lo que mantiene unida a la sociedad. Aunque no lo creas, muchos de los discos que se venden en la actualidad tienen letreros de advertencia. La meta de la música no es unir a la sociedad, sino alienar a sus miembros y dividirla en subculturas.

Por lo tanto, ¿es sorprendente que los niños estén matando niños, que los hijos adultos abusen de sus ancianos padres y que totales extraños maten a alguien que por accidente se les cerró en el tráfico? Toda una generación de personas ha estado expuesta a esta música *furiosa*. Su definición del mundo procede de este diccionario del sonido, esta música llena de anarquía.

> "Si hablo en los idiomas de los hombres y los ángeles,
> pero no tengo amor,
> Soy un ruidoso gongo o un resonante címbalo."
>
> El Apóstol San Juan

Así que, ¿qué hacemos? Éste es un país libre. No podemos detener la creación de esta música, no podemos aprobar leyes que terminen con ella. Incluso si lo intentáramos, sólo se volvería clandestina y se volvería un fruto prohibido aún más deseable para quienes sienten que se les está negando algo. Los fabricantes y vendedores de esta música tendrían éxito. El miedo que inspiran se manifestaría como paranoia y posturas inútiles de políticos, sociólogos y de los vigilantes de los medios masivos de comunicación. El gobierno, en toda su sabiduría, podrá tratar de regular más el contenido de los discos, las películas y los juegos de video, pero no serviría de nada. Sólo inspiraría más de lo mismo.

La música... El Sonido que Cura

> *Comprende en la esencia de tu ser,*
> *que la forma de transformar*
> *tu vida y la de quienes te rodean, es*
> *mediante el amor.*
>
> Anónimo

La música creada en el espíritu del amor envía energía positiva al universo y a la gente que se encuentra en él. Paz, esperanza y alegría brotan de la emoción del amor. Contrarrestamos el miedo, el odio y la paranoia enviando estas vibraciones positivas y afectuosas a todos lo que estén dentro de su alcance. Exponemos a los miembros de la sociedad (en especial a las personas más jóvenes que están destrozadas por el miedo) a la música de la belleza y la gracia que eleva e ilumina.

La sociedad occidental ha estado expuesta a las formas más bajas y oscuras de la música por tanto tiempo que se está deslizando a la Oscuridad. Para llevarla a la Luz, tenemos que cambiar de manera consciente la pista sonora de esta sociedad y del planeta.

Vamos a llevar a las masas los puros tonos de flautas, violines, cantos religiosos, arpas y tambores de los nativos de Norteamérica. Si los padres pusieran este tipo de música a sus hijos que aún no nacen y a los bebés, si los maestros la tocaran en los salones de clases y los directores de los centros comerciales la pusieran en su sistema de sonido... qué diferencia harían. Si todos nosotros que anhelamos hacer música hermosa y cariñosa tomáramos un instrumento musical y empezáramos a cantar, ¡piensa en la energía que fluiría en el universo! ¡Qué maravilloso sería si toda una generación escuchara más música de amor que de miedo!

Con mucha frecuencia sentimos temor porque nos sentimos solos y vulnerables en un mundo amenazador. Pero cuando nos sentamos tranquilamente a escuchar la música de los ángeles, recordamos que estamos rodeados por amor y que podemos abrir nuestro corazón a los milagros de la vida diaria. Si podemos diseminar la emoción del amor mediante la música, cada uno de nosotros encontrará que la salud y la paz interna son más fáciles de lograr.

♪ La música debe pasar por tu interior,
dejar algo de sí dentro de ti,
y tomar algo de ti
cuando sale.   ♪

Henry Threadgill

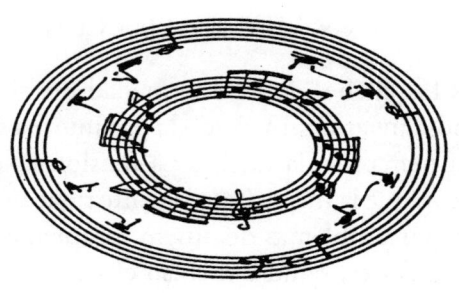

CINCO

Música para Reducir la Tensión

"Debemos hacer nuestros negocios fielmente,
sin problemas ni inquietudes,
invocando en nuestra mente a Dios
suavemente,
y con tranquilidad,
con tanta frecuencia como encuentres que
vaga de Él."

Hermano Lawrence,
"La Práctica y Presencia de Dios"

. . . .

La música... El Sonido que Cura

O diamos los clichés en la enfermedad del siglo, pero no podemos enviarte a un viaje a la paz interna si estás tenso y corres de la mañana a la noche. La tensión es el problema número uno con que la mayoría de la gente tiene que enfrentarse. La tensión por problemas de dinero, problemas de trabajo, inquietudes familiares, salud e incluso el viaje diario al trabajo... la lista es interminable. Cuando ejecutamos nuestros conciertos o realizamos nuestros talleres de música curativa, la enfermedad más común de que nos habla la gente es la tensión.

Las personas se dirigen al alcohol, las drogas, la promiscuidad, todo como un esfuerzo desencaminado por reducir lo que perciben como tensión. Al otro extremo del espectro, millones, quizá miles de millones de dólares se gastan cada año en la reducción de la tensión. La psicoterapia, los masajes, las clases de yoga, las clases de meditación, los retiros... son sólo unos cuantos ejemplos de la forma en que la gente trata de relajarse.

Pero en el camino de regreso de sus clases de yoga, vacaciones o retiro, tienen que enfrentarse a embotellamientos, la vehemencia de las carreteras y los humos de monóxido de carbono. Cuando llegan a casa, los hijos se les lanzan encima desde todas direcciones, alguien quiere cenar y la televisión está proclamando ruidosamente las más recientes noticias aterradoras. Regresan al trabajo el día siguiente, donde los espera una pila de trabajo, el teléfono no deja de sonar y tienen que aprender un nuevo programa de computación o se arriesgan a que les reduzcan la categoría. En la vida moderna, es muy difícil permanecer en contacto con la parte de ti que te proporciona alegría y paz. Es difícil vivir con amor en el corazón cuando todo lo que puedes pensar es en huir.

La tensión destruye la paz interna; la tensión le roba la habilidad de la mente para enfocarse en los aspectos de la vida que producen placer y satisfacción. Todos estamos experimentando diversos niveles de tensión en nuestra vida, algunos más que otros, y cuando la tensión se sale de control, empiezan a presentarse niveles peligrosos de cambios emocionales y físicos sutiles. Es aquí en donde el tipo correcto de música puede producir alivio.

Si un individuo está tenso y escucha una chillona canción de heavy metal de Metallica, puede hacer que la situación empeore. Por otro lado, escuchar una y otra vez "Es un Mundo Pequeño, Pequeño" puede volverlo totalmente loco. El tipo de música que se requiere para reducir y eliminar la tensión es el que permita a tu mente vagar pacíficamente. La música es un conducto para tu imaginación, permitiéndote que te alejes de las fuentes que te producen tensión.

Un Lugar de Paz

Pon esto a prueba con *"Milenio"*, el disco compacto que acompaña a este libro. Escucha la primera canción, cierra los ojos, respira profundamente y deja que tu mente vague por un tranquilo valle de paz. Piensa en el color del cielo, la belleza de las mariposas y el calor del sol. Deja que tu imaginación se eleve; sólo vaga por ahí. Sigue examinando el lugar que has creado, recuerda sus detalles.

Mientras la música continúa tocando, imagina la negrura almacenada de tensión que se escurre fuera de tu cuerpo en su totalidad. Imagina todas las tensiones alejándose, dejándote por completo. Tu cuerpo empezará a serenarse y te sentirás físicamente relajado.

Conforme te relajas, encontrarás que te llegan pensamientos de personas y sucesos que te causan tensión. Conforme te llegue cada preocupación irritante, cada pensamiento desagradable o cada tarea que recuerdes, reconócela conscientemente y después di: "Me estoy relajando en este momento. Déjame en paz en este momento, más adelante te manejaré". Se alejarán de tu mente; pueden esperar. Cada vez que vuelvan, di de nuevo: "Vete". Reemplaza esos pensamientos con la imagen de este pacífico lugar en que estás descansando.

Siente que la pesada carga de ansiedad, tensión y presión de los compañeros da paso al sentimiento ligero y vaporoso de encontrar un santuario personal al que podrás volver una y otra vez. En 15 minutos, emergerás reanimado, rejuvenecido y mucho más feliz.

Tiempo Familiar

Los niños pueden tener una cantidad increíble de tensión contenida. ¿Recuerdas la presión de tus amigos, los exámenes y la preocupación de ser el último elegido para el equipo de béisbol? Ahora bien, imagina lo que es ser revisado todos los días para buscar armas. ¿Lo que sería estar rodeado de estudiantes que venden anfetaminas, cocaína y otras drogas incluso en las escuelas más prestigiosas? Es muy diferente ser un niño en la actualidad.

La tensión se manifiesta en berrinches, rebeliones, problemas en la escuela, retraimiento, males físicos e incluso suicidio. Puede afectar la actitud general de un niño a todo en la vida, incluyéndote, y acelerar el crecimiento de la grieta que a menudo crece entre un padre y un adulto joven.

Los padres no saben qué hacer al respecto. Llevan a su hijo a un médico, el cual, porque es más fácil que enfrentar las causas reales de la tensión, diagnostica la enfermedad de la década, Trastorno de Déficit de Atención, e inicia al joven en una droga. Sabemos que muchos de los niños que reciben drogas para que mantengan la concentración o tranquilos, saldrían mejor librados si sus padres u otros cuidadores compartieran un poco de terapia musical con ellos.

Pide a tu hijo o hija que se te una en el sofá y cierra los ojos. A muchas personas, en especial a los niños, les es difícil cerrar los ojos, así que una venda sencilla funciona bien. Respira profundamente, relájate.

Guía dulcemente a tus hijos para que vague por su imaginación hacia un lugar que sea hermoso y verde. (El verde es un color importante para aliviar la tensión.) Existen muchos árboles y una corriente que cruza por un claro. Conoces a tu hijo, así que puedes ayudar guiándolo a un lugar que hayan visitado en unas vacaciones familiares o un lugar que se vea como una fotografía de un libro favorito. Ayuda a guiar su imaginación a ese maravilloso y pacífico lugar.

Después, dile que imagine que todo lo que le molesta cae en la corriente. O quizá pueda arrojarlo a la corriente. Ésta se lo llevará y él podrá relajarse.

Éste es un ejercicio muy simple para ambos y es una forma maravillosa para que pases tiempo valioso y de calidad con él.

Reducción Activa de la Tensión

A veces se requiere de un poco más para relajarse. Puedes correr, ejercitarte en un gimnasio, ir a bailar, quizá incluso puedes boxear. Todas son formas excelentes para cansar físicamente al cuerpo y liberar la tensión física acumulada.

Es muy cierto que puedes eliminar la tensión y sentirte mejor en lo emocional si te sientes bien en la parte física. Por lo tanto, sin importar cuál forma de ejercicio disfrutes, hazlo con regularidad, y con música. La música te ayuda a mantener un ritmo en el entrenamiento y ayuda a que te concentres en los movimientos del cuerpo.

Nota: Si vas a hacer un entrenamiento aeróbico con música, no la toques ruidosamente si usas audífonos. Demasiado volumen en los audífonos puede dañar de gravedad tu audición ya que la sangre se está bombeando a los pulmones y las extremidades, lejos de los delicados tejidos de los oídos. Son sensibles a las vibraciones en este momento.

Aparta Tiempo para Ti

Kate fue a un consultorio médico hace poco y en la pared se encontraba un cartel que indicaba: "Todo lo que en realidad necesito saber en la Vida, lo aprendí en el jardín de niños". De hecho, era la receta perfecta para la vida, y parafrasearemos lo demás, ya que no lo recordamos todo.

"Comparte tus juguetes, levanta lo que tires, no seas buscapleitos, no te pases de la raya, llora si quieres y siempre toma una siesta en la tarde."

Estamos de acuerdo con todas estas advertencias, en especial, la de tomar una siesta. Podemos apostar que cuando estabas haciendo el ejercicio de escuchar en un punto anterior de este capítulo, empezaste a sentirte adormilado. Incluso es posible que llegaras a dormirte. Está bien, una de las cosas que recomendamos mucho para reducir la tensión es tomar una siesta. En especial, si puedes quedarte dormido mientras escuchas alguna música meditativa y tranquilizadora. Lo más importante es dejar que la música continúe tocando mientras duermes.

Einstein y Edison, dos de los pensadores más prolíficos e inventivos de nuestro tiempo, a menudo tomaban siestas. Si hubieran usado el idioma moderno, las hubieran llamado "siestas de poder", porque eran capaces de proporcionar las ideas más increíbles después de tomar la siesta.

La mayoría de nosotros no tenemos la opción de tomar una siesta en nuestra oficina o fábrica, pero nada dice que no podemos tener una cuando llegamos al hogar del trabajo. A menos que tengas un hijo hambriento o una mascota que necesite sacarse a pasear, nada es tan urgente que no puedas descansar antes de preparar la cena. Pon *"Milenio"* en la grabadora de discos compactos, cierra los ojos y deja que te lleve a un lugar tranquilo y sosegado. Cuando te despiertes, tendrás una tarde más agradable y te sentirás con más paz.

Los maestros deben emplear música suave y tranquilizadora para calmar a los preescolares y estudiantes del jardín de niños antes de sus siestas. Los niños se sosiegan con más rapidez si tienen música tranquilizadora que si sólo se les hace acostarse en sus tapetes y se les dice "¡Cálmense y duérmanse!" Utiliza la técnica con tus hijos chicos en casa. El maravilloso efecto secundario es que también tú te calmarás.

Otra forma increíble para hacer frente a la tensión es tener una pausa musical todos los días o varias veces al día. Sin importar si estás en el hogar manejando a un bebé de dos años de edad, en el trabajo tratando con un jefe quisquilloso, en la calle en tráfico pesado, la música es un antídoto muy positivo para la tensión.

De ser posible, cuando el día laboral se pone difícil, separa unos minutos de todo y siéntate calmadamente, escuchando música como la que se incluye con este libro. Disminuirá la velocidad de tu pulso cardiaco, reducirá la presión sanguínea y, en general, hará que te sientas con más calma. Serás capaz de pensar mejor y enfrentar las dificultades con más facilidad.

Le damos este consejo a las personas que asisten a nuestros talleres y a menudo recibimos respuestas como: "¡Estoy muy tenso!, ¿cómo me puedo relajar cuando me preocupa que el tiempo que dedico a relajarme me aleja de lo que se supone que tengo que hacer? Si no logro que se hagan las cosas, ¡me pongo más tenso!" Es en realidad un rompecabezas, pero piensa en el estado de tu vida. Si no puedes apartar tiempo para atender tus necesidades emocionales y espirituales, ¿cómo vas a tener la fuerza para atender a todo lo demás que haces en la vida?

E incluso si apartas el tiempo y haces el esfuerzo por reducir la tensión en tu vida, no puedes obligarte a estar en paz. Es como obligarte a ser feliz; es imposible. Todo lo que puedes hacer es estar en el presente, en el ahora. Si piensas en esto mientras escuchas la música, mientras haces tus quehaceres diarios, te sentirás más en paz.

> *"Somos como peces nadando en un mar de paz, rehusándonos a reconocerla mientras respiramos su esencia. El tiempo vendrá cuando sabremos qué respiramos..."*
>
> Alan Harris

Todo lo que te recomendamos tiene la meta de crear un lugar de paz en tu interior. Si algo no te sirve, está bien. Pero también está bien tratar, apartar tiempo para hacerlo. La tensión no es compatible con la paz interna. Tú vales el esfuerzo que se necesita para reducir la tensión, de manera que puedas ser más saludable y feliz ante todos los retos que la experiencia humana te presente.

♪

Canten y bailen juntos, y sean alegres,
pero permitan a cada uno estar solo,
incluso como las cuerdas del laúd están solas
aunque vibren con la misma música.

Kahlil Gibran

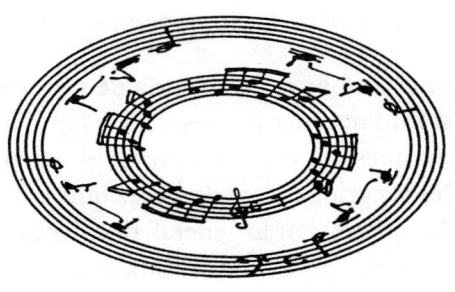

SEIS

Cómo Curar Tristeza y Depresión

"Si podemos amar las estrellas
sin conocer la vastedad del cielo,
podemos creer en los milagros.
Si podemos creer en el arco iris después de la
oscura tormenta,
Podemos creer en la esperanza.
En algún lugar más allá de las nubes, detrás de
la lluvia,
Existen mil arco iris,
Uno está buscando el camino hacia ti."

Anónimo, de Internet, 1999

En un momento u otro, la mayoría de nosotros ha sufrido de depresión. Presiones de negocios o familiares, periodos lejos de los seres queridos o incluso volver al trabajo después de unas agradables vacaciones, puede hacer que nos sintamos indispuestos y algo tristes. Por lo general, dura unas cuantas horas o días a lo más, y una película divertida o un paseo a un lugar preferido es todo lo que se necesita para sacudirse este estado de ánimo.

Es correcto tener estos periodos de depresión, ya que todos necesitamos el tiempo y espacio para consentirnos un poco. Necesitamos reevaluar los objetivos de nuestra vida y a veces sólo podemos hacerlo si nos encontramos en un estado de ánimo reflexivo e incluso triste.

Pero cuando estos episodios se hacen cada vez más frecuentes, de mayor duración y al final, carcomen a la persona, eso es depresión. Toman el mando la soledad, el aislamiento, el abatimiento y la desesperación. Salir de la cama en la mañana se convierte en un logro importante. Para estas almas desafortunadas, el ideal de tener paz interna puede parecer tan inalcanzable como el premio gordo de la lotería.

La depresión no aparece en tomografías computarizadas, rayos X y pruebas de sangre. Quienes viven cerca de alguien que tiene este mal tienen dificultades para comprender que las exhortaciones y las amenazas no pueden obligar a su ser amado a desecharla. Y mientras que quienes sufren depresión sienten a menudo que se encuentran en su infierno particular, el hecho es que las personas cercanas también sufren.

Existen muchos medicamentos que se supone alivian la depresión. Aunque esos medicamentos pudieran controlar los síntomas, no pueden curar la enfermedad. Se debe investigar la causa y erradicarse. La regresión, la psicoterapia, la hipnosis e incluso las sesiones de renacimiento pueden ser buenas formas para enfrentar los problemas que contribuyeron a la depresión. Pero, por lo general, se ignora una herramienta curativa muy útil y fácil de obtener.

Esta herramienta, por supuesto, es el poder secreto de la música. Si tienes ataques ocasionales de tristeza o resides continuamente en las profundidades de la depresión, la música puede tener un poderoso efecto en tu salud mental. Cuando se combinan los tipos correctos de música con fantasías guiadas y meditación, los efectos en personas que incluso tienen depresión grave pueden parecer milagrosos.

La música es como una vitamina espiritual que complementa al alma con fuerza, certeza y esperanza.

Ya hemos hablado de los efectos de ciertas frecuencias, tonos y vibraciones en el cuerpo físico, también hemos considerado nuestras respuestas emocionales a diversos estilos y géneros de música. Ahora bien, podemos utilizar este conocimiento del poder de la música para disipar tristeza y depresión y reclamar la alegría que por derecho nos pertenece.

Si alguien te pregunta: ¿Cuál es el problema? ¿Por qué estás tan triste?", ¿qué dirías? ¿Sientes que eres demasiado gordo o flaco, poco atractivo o no bastante inteligente?, ¿no ganas suficiente dinero, no tienes suficientes amigos o no hay alguien que te ame? Cuando consideras todo lo que creemos que está mal en nuestras vidas, es sorprendente que cualquiera de nosotros pase por esta vida con una sonrisa. Es sólo que no estamos felices con nosotros mismos.

Estamos esperando una promoción, perder peso, adquirir un auto nuevo, tener un bebé... entonces seremos felices. Pero, por supuesto, incluso cuando obtenemos algunos de esos deseos, o todos, no hay garantía de que seremos felices. Todo lo que hemos logrado es un trabajo magnífico, un cuerpo perfecto, un auto rápido, un bebé. ¿Qué sucede cuando te das cuenta de que no existe nada más a lo que puedas aspirar?

Lo peor que podría suceder es darte cuenta que no existe esperanza de encontrar la felicidad, ya que no queda nada para conquistar o adquirir, no hay nada allá afuera que te proporcione alegría. Por lo tanto, ¿qué haces? Tienes que recordar: la alegría y la felicidad están en el interior, junto a la paz. Sólo tienes que reconocerlas y acogerlas. Debes darte cuenta que ya posees todo lo que necesitas para ser auténticamente feliz.

Cada uno de nosotros es un ser espiritual y muy poderoso. Todos somos chispas de la misma Luz que es el Creador. Si podemos mantenernos en contacto con el poderoso creador que está en el interior, podemos reconocer que creamos nuestra propia felicidad. No tenemos que depender de nada y de nadie para ser alegres.

Pero con el fin de escuchar a tu ser interno y creativo, primero debes aprender a escuchar tu ser interno por encima de todo el alboroto que nos rodea en la vida moderna.

Escucha

Dirígete al lugar más tranquilo que puedas encontrar y siéntate por cinco minutos aproximadamente. Permanece en calma, escucha. Al principio puedes pensar que no escuchas nada, pero ya sucederá. Escucha el murmullo de un aire acondicionado, el gorjeo de un ave, el viento que sopla entre los árboles o el zumbido de la electricidad en los cables de alta tensión. Escucha cada uno de estos sonidos en forma individual. Concéntrate en ellos, uno a la vez. Empezarás a sentirlos en lo profundo de tu interior; crearán un ritmo en ti.

Si te sientas con el tiempo y la calma necesarios, empezarás a escuchar tu cuerpo. Incluso puedes querer cubrir tus oídos de manera que en verdad puedas concentrarte en los sonidos internos. Escucharás (quizá por primera vez) tu propia respiración. Escucha el latido de tu corazón. Regula tu respiración, cambia el ritmo, escucha.

Entrena tu corazón para escuchar.

Utiliza esta destreza recién adquirida para escuchar una pieza de música. *"Milenio"* es una pieza maravillosa porque los tonos puros arreglados en melodías simples permiten que tu mente se concentre y puedes practicar el escuchar conscientemente. Escucha la música con la misma atención que has dedicado al silencio y a tu propio cuerpo. Deja que te transporte a un lugar en tu interior en que puedas recordar sucesos y personas que te han causado tristeza o desilusión. Si es esto lo que hace que estés deprimido, puede deberse a que hayas juzgado sobre el valor que tienen para ti.

No dejes que los juicios te impidan ver lo bueno que se encuentra más allá de las experiencias. Libera tus juicios y goza. Si eres honesto contigo mismo es posible que veas que no existe razón para sentirte mal sobre esas situaciones o personas. Esto puede proporcionarte una gran sensación de alivio, que puede causar que llores.

Eso es algo bueno, ya que llorar libera emociones reprimidas y permite que la energía negativa fluya del cuerpo. Después necesitas reemplazar esa energía negativa con pensamientos y sentimientos positivos, que se expresan en afirmaciones como las siguientes:

Soy el amo de mi destino. Yo decido ahora que estoy feliz y satisfecho.

Soy hermoso, poderoso y creativo. Puedo hacer lo que sea.

Ahora mismo estoy en el mejor lugar en que puedo estar.

Continúa escuchando la música por un tiempo. Crea tus propias afirmaciones que confirmen lo que ya sabes en tu mente y en tu corazón... que eres el amo de tu propia felicidad.

Ve un paso más allá, imagínate en un lugar de belleza, un lugar de paz. Imagina el lugar más hermoso que puedas y ve a él.

Siente alegría y paz que fluye por ti, volviéndose parte de ti. Utiliza la música para que lleve tu ser a ese lugar ahora y cada vez que empieces a sentirte infeliz. Recuerda siempre que creaste ese lugar hermoso y esos sentimientos positivos, y que son tuyos siempre que los quieras.

Perdona y Sé Perdonado

Mientras estás en este lugar de paz que crearon tú y la música, podrías empezar a pensar en otras situaciones que te hacen sentir mal. ¿Existe alguien que sientes que te ha dañado? ¿Estás albergando resentimientos contra esa persona? Los problemas sin resolver de este tipo tienen una manera de enconarse volviéndose depresión y otros problemas emocionales, y debes aprovechar esta oportunidad para deshacerte de ellos.

Es posible que no puedas hablar directamente con esos individuos, pero puedes imaginar que te reúnes con ellos para aclarar las cosas. Permite que la música te atraiga de nuevo a tu lugar pacífico y cuando estés ahí, imagina que estos individuos están contigo, parados frente a ti; están sonriendo, lo mismo que tú. Date cuenta de su ropa, de cómo se ven. Obsérvalos bien, a los ojos. Aborda a cada uno de ellos individualmente, diciendo:

> *"Te perdono, por completo, y libremente. Te doy tu libertad y te permito ir a lo que sea mejor para ti. Todo se ha aclarado entre nosotros, ahora y para siempre. Te dejo ir a tu propia paz."*

Ahora considera a la gente que has lastimado; eso te incluye a ti. ¿Has hecho algo que ha causado pesar o dolor a otro? Es posible que ni siquiera se hayan dado cuenta, pero tú sí; lo mantienes en tu interior. Ahora es el momento de aclarar la situación. Imagina, de nuevo, que estás en un lugar pacífico y seguro, y que esas personas están ahí. Escúchalas decir que te perdonan. Todo se ha aclarado entre ustedes y puedes ir a tu propia paz. Te sorprenderá lo feliz que te sentirás una vez que aprendas a dar y recibir el perdón.

Crea Tu Alegría

Hemos dicho esto muchas veces en este libro, y lo diremos de nuevo, ya que es *muy* importante. Para en verdad ver tu ser, reconoce tu valía y siéntete en paz, nada es tan potente como crear. En especial, si estás creando música. Con tu voz, o con un instrumento, se manifiesta un acto de creación que te causará alegría.

Una parte de tu alma se estimula cuando haces música. Es una depuración honesta y sin censura de tu ser. Libera cantando los miedos, ansiedades y tristezas que se han reprimido. Canta a la tristeza, si lo deseas. Haz una canción explicando por qué tienes tristeza. Toca un tambor o la flauta, rasguea una guitarra. Haz tu propio tipo de música.

Has arreglado los problemas, has abordado problemas de larga duración. Has puesto en práctica tu poder como creador. Puedes alejar la tristeza y los sentimientos de aborrecimiento hacia uno mismo, y abrir tu corazón. Puedes ver y disfrutar de la abundancia que se te ha dado y que has creado tú mismo. En este magnífico estado de aceptación y alegría, la depresión no puede prevalecer, y la paz y la curación serán tuyos.

Esta existencia nuestra es tan transitoria
como las nubes de otoño.
Observar el nacimiento y la muerte del ser
es como mirar los movimientos de una danza.
Una vida es como el relámpago de un rayo en
el cielo,
apresurado, como un torrente
que baja por una montaña escarpada.

                                                 Buda

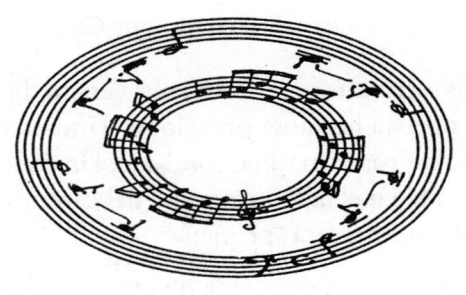

SIETE

Para Todo Existe un Tiempo

"Para todo existe un tiempo,
Y un momento para todo propósito bajo el cielo...
Un momento para nacer, un momento para morir,
Un momento para matar, un momento para curar;
Un momento para lamentarse y un momento para bailar..."

El Libro del Eclesiastés, Capítulo 3

Mientras escribimos este libro en el verano de 1999, mataron a nuestra hermosa perra lobo, Timber, de diez años, mientras daba un paseo matinal con Kate. Un conductor negligente, acelerando en el lado incorrecto del camino, rozó a Kate y después golpeó a nuestra "pequeña".

Por primera vez en nuestra vida de matrimonio, enfrentábamos un suceso terrible sobre el que no teníamos control. No podíamos hacer algo para corregirlo. Nada de trabajo, lágrimas, enojo ni oraciones; ni siquiera la música, podían devolvérnosla.

Timber era un pequeño espíritu perfecto que irradiaba amor a todos lados a los que iba. Era lo más cercano que teníamos a un hijo y era nuestra inspiración. El amor que nos dio, lo enviamos a todos los que nos rodeaban mediante nuestra música. ¿Qué íbamos a hacer sin su luz rectora?, ¿de dónde procedería nuestra inspiración? La muerte de Timber nos cambió para siempre y nos obligó a enfrentar una emoción humana que todos debemos enfrentar tarde o temprano: el pesar.

De hecho, sólo una semana después de que mataron a Timber, John F. Kennedy hijo y su familia murieron en un accidente aéreo. Volvimos a experimentar pesar, esta vez como espectadores simpatizantes, en duelo con una nación por la pérdida de sus luces más brillantes. Se volvió a combinar con los tiros en una iglesia de Texas, un terremoto devastador en Turquía, inundaciones asesinas en Carolina del Norte y otro tiroteo en un jardín de niños en California. Parece que en todos lados se van almas maravillosas y las familias se quedan para lamentarlo.

Con estos sucesos que se presentaron tan juntos, pudimos hablar con muchas personas sobre el pesar. Por lo general, la gente no hubiera hablado con nosotros sobre sus pérdidas, no las hubiera compartido, y trabajamos juntos para aliviar nuestro dolor colectivo. Lamentábamos no sólo las vidas que se perdieron, sino también la oportunidad, esperanza y vitalidad que se destruyó cuando murieron.

Nos hizo darnos cuenta de que el pesar no es sólo por el ser amado, también es por las oportunidades perdidas. Es por la pérdida de la inocencia, por la pérdida de la esperanza y la libertad. Todos tenemos asuntos sin terminar, palabras sin decir, momentos perdidos y problemas sin resolver. Nos damos cuenta de que quizá nunca podremos alcanzar ciertas metas y nos lamentamos por el tiempo que se ha perdido.

Como seres espirituales que pasan por esta existencia humana, el pesar es uno de los temas más difíciles que todos debemos enfrentar tarde o temprano. No importa cuánta consolación traten de darte los demás, cuántas otras personas pasen por lo mismo o cuántas palabras, tarjetas o flores te envíen para consolarte; no existe una manera sencilla para dejar el pesar.

Los eventos del verano de 1999 nos obligaron a prestar atención al pesar. Aunque hubiéramos deseado que nuestra atención hubiera sido atraída de alguna otra forma, aprovechamos esta oportunidad para compartir cómo la música nos ayudó a nosotros y a otros a trabajar con el pesar y a encontrar la paz y la curación dentro de nosotros.

> *"Así que el final fluye hacia el principio*
> *Como el lamento de un cisne*
> *Estamos en una sala de enfermos*
> *Pero la noche pertenece a los ángeles"*
>
> Nelly Sachs

Rechazo, ira, culpabilidad, depresión, aceptación y resolución. Éstas son las etapas del pesar. Puedes pasar por ellas en ese orden, o puedes no hacerlo. Pero lo más probable es que pases por todas ellas; lo necesitas. Debes enfrentar todas las etapas del pesar, de manera que el residuo de estas poderosas emociones no te dañen en lo físico y en lo espiritual.

Ira

La ira amenazaba con destruirnos cuando mataron a Timber. De la ira surgió el deseo de venganza, el deseo de destruir a la persona que causó nuestra desesperación; queríamos que el joven conductor negligente sufriera tanto como nosotros. Queríamos que sufriera dolor como Timber.

Perdonar ni siquiera era una posibilidad en lo que a nosotros respecta. No había forma de obtener satisfacción de nadie. Por primera vez, comprendimos cómo los padres de un niño muerto por un conductor borracho o los sobrevivientes de un tiroteo en la escuela o de una bomba terrorista podían estar tan consumidos por el deseo de venganza que nada más importara en su vida. Odiar al "malo" nos proporciona algo en qué concentrar nuestro dolor.

Sin embargo, a menudo no hay alguien con quien estar enojado. Cuando pierdes a alguien por vejez o un ataque cardiaco, ¿quién recibe el choque de tu ira? Alguien tiene que recibir la culpa, de manera que te enojas con el sistema médico o con tu ser querido por abandonarte, o quien sea o lo que sea que se cruce en tu camino.

Ésta es una etapa muy difícil para superar ya que es más fácil estar enojado que estar triste. No lastima tanto enfurecerse, rabiar y tramar la venganza como sólo sentir tristeza y desesperación. ¿Cómo pasas por esta etapa destructiva e irracional?

Para Todo Existe un Tiempo

No es muy fácil, pero hay ayuda. La música tranquilizadora y pacífica es absolutamente invaluable en esta etapa. Deja que te calme la música gentil y errante. No es el momento para escuchar música iracunda y complicada, tu cuerpo necesita recibir frecuencias que le permitan trabajar con más lentitud; tus emociones necesitan calmarse. Necesitas enfrentar el enojo y desecharlo con suavidad.

Para ayudar en esto, formulamos la siguiente meditación. Empleamos algunas de las ideas del *Libro Tibetano de los Vivos y los Agonizantes* (que recomendamos ampliamente) e ideamos este proceso.

Debes relajar el cuerpo. Pon *"Milenio"*, respira profundamente, relaja todos los músculos del cuerpo, y entonces lee estas palabras, una y otra vez, hasta que las comprendas:

> *Estoy enojado en este momento... con el mundo, con Dios, conmigo mismo. Incluso aunque sé que la muerte es real y que todo átomo, toda persona y todas las cosas mueren, que no hay forma de escapar de la Muerte, quiero culpar a todos y a todo por esta tragedia. Creo que toda muerte tiene algún propósito. No es fácil ver ese propósito en este momento, pero creo que existe un plan del que formo parte. No quiero que mi ira interfiera con la pacífica transición del alma de mi ser amado y, en consecuencia, libero mi ira. Libero su alma al Todo Que Es, y a la Luz y la Vida que están más allá de este plano terrenal.*

No te sentirás mejor al instante (nada es instantáneo en el proceso de lamentarse), pero sigue recordando estas palabras. Medita en ellas con frecuencia. Al final te parecerán verdaderas; en especial, si al mismo tiempo escuchas con calma música que inspire paz. Una vez que en verdad hayas enfrentado tu ira, podrás liberarla y aprenderás a vivir con lo que sucedió.

Culpabilidad

"¿Qué habría sucedido si hubiera tomado otra calle?, ¿qué habría pasado si hubiera reservado en un vuelo anterior? ¿Por qué no lo besé antes de que se fuera?" ¿Cuántas personas piensan o dicen estas mismas palabras cuando muere un ser querido? Quieren retroceder las manecillas del tiempo, cambiar algo que hicieron o algo que dijeron. Sienten culpabilidad por todo, quizá incluso por el hecho de que están vivos.

A Kate, la culpabilidad la carcomía: "Si hubiera caminado hacia la derecha en lugar de la izquierda. Si hubiera jugado con Timber en el prado un minuto más. Si sólo me hubiera movido más rápido".

Incluso si no tuviste nada que ver con la razón de que tu ser querido muriera, podrías sentir culpabilidad, por no escuchar a un amigo que tenía dolor, por no llamar a tu abuela en su último cumpleaños, por no decir que amabas a tu cónyuge... la lista es interminable.

¿Cuántas veces hemos escuchado de un niño que se ahoga en la alberca familiar? Muchas veces hemos escuchado de padres que se separan después de este tipo de suceso. La culpabilidad y los reproches destruyen la relación cuando los padres necesitan más uno del otro.

Un caballero que conocemos y cuya esposa murió en un accidente automovilístico, en una tarde lluviosa, se culpa por dejarla salir ese día. Se pregunta si pudo comprar mejores llantas para el carro, quizá pudo hacer que esperara hasta que se detuviera la lluvia. Por años, este hombre se culpó por un accidente sobre el que no tuvo control. Bebió demasiado, tomó drogas, se alejó de la sociedad; su culpabilidad casi lo destruyó. Es sólo ahora, casi veinte años después, que ha aceptado la situación de que no tenía la culpa. Ha aprendido a perdonarse.

Debes hacer lo mismo, si te sientes culpable por la pérdida de alguien o algo, debes perdonarte. También debes perdonar a quien te dejó.

Un Ejercicio sobre Perdonar

Pon un poco de música hermosa y tranquilizadora, como *"Milenio"*, o cualquier música meditativa e instrumental. Respira profundamente y cierra los ojos.

Ahora bien, imagina que te encuentras en un lugar hermoso. Quizá en un jardín, o junto al océano. Estás parado frente a tu ser querido que se marchó. Está intacto, completo y sano. O imagina que la ocasión que desperdiciaste o la oportunidad que tuviste, está frente a ti. Personifica esa oportunidad perdida, dale la forma de una persona.

Imagina que te disculpas con quien perdiste; escúchate diciendo las palabras: "Lo siento, creo que cometí un error. Me siento mal. ¿Podrás perdonarme alguna vez?"

Ahora imagina que tu ser querido te perdona. Escúchalo decir las palabras:

"Te perdono, no hiciste nada malo. Nada por lo que debas sentirte culpable. Siento que haya tenido que dejarte y me hubiera quedado si hubiera sido lo correcto, pero tenía que continuar. Te amo."

Escucha y acepta esas palabras. Escucha a tu ser amado decirlas una y otra vez. Escucha las palabras y siente el amor, debes aceptar que la culpabilidad no devolverá a nadie o a nada; sólo te destruirá. Permite que te perdonen. Permítete perdonar a la persona que te dejó.

Cuando termines con este ejercicio, date un abrazo. No sólo continúes con el resto de tu vida de inmediato. Recuerda el sentimiento de paz que acabas de experimentar; consérvalo. Puedes recuperarlo cada vez que lo necesites. Usa la música con tanta frecuencia cuando necesites transportarte hacia tu ser querido y recordarte del perdón.

Una Oportunidad de Crecer

Conocemos muchos viudos o viudas que después de perder a sus cónyuges, deciden simplemente que no existe razón para continuar. El hecho de que exista un par de pasos menos, un lugar menos que poner en la mesa, es más de lo que pueden soportar y permiten que la depresión se apodere de ellos. De repente, su vida está vacía, no existe una razón real incluso para levantarse en la mañana. ¿Para qué limpiar una casa vacía?

Durante nuestra vida, siempre estamos esforzándonos por llenarnos de conocimientos, emoción o poder. Llenamos nuestra vida con solicitud por otras personas, con tener compañías, con aprender y crecer.

La muerte nos detiene, el pesar nos vacía. Nos obliga a examinar de cerca el recipiente que es nuestro ser. En esta forma, el pesar es algo muy poderoso y bueno, ya que, ¿cómo vamos a crecer espiritualmente si todo lo que hacemos es llenar nuestra conciencia? Permítete estar inmóvil y sentir la sensación del vacío.

Todo virtuoso sabe que las pausas entre las notas es donde reside el verdadero arte en la música. También es cierto en el arte de ser un ser humano completo. Sólo cuando sientes el vacío en verdad, puedes sentir tu alma. Es ahí, en ese lugar vacío, en donde la música es especialmente poderosa.

De nuevo, toca el disco compacto de *"Milenio"*, sólo escucha la música. Mientras escuchas, permite que te transporte fuera de tu cuerpo. Sólo acomódate y haz un examen de ti mismo: quién y qué eres realmente tú solo. Tienes cosas, haces cosas, creas cosas, y es lo primero que recordarás, pero, ¿quién eres en realidad?

¿Qué existe en tu personalidad, en tu ser, que te define? ¿Tiene algo que ver con la persona por la que te estás lamentando? Si te lamentas por las oportunidades perdidas, ¿eres menos persona de lo que hubieras sido si hubieras logrado algo que no pudiste?

A lo que queremos llegar es que debes aprovechar esta oportunidad que el pesar te proporciona para hacer un examen de ti mismo. El recipiente que eres se siente vacío en este momento. ¿Lo vas a volver a llenar como estaba o vas a ser algo diferente? Aprovecha esta oportunidad para decidir.

Unir Mediante la Música

Ahora y durante todas las eras, la música ha sido un conducto para el consuelo; puede ser tu mejor amiga. Tiene orden, armonía y propósito. Devuelve la confianza, en especial, la música que nos llega durante rituales como funerales y servicios conmemorativos. Mediante la música tenemos un camino para la expresión; un camino que todos pueden comprender. Por su naturaleza, la música nos une.

En los funerales, se escoge música para ilustrar lo que fue el difunto y para hacer que los dolientes se unan a partes de sí mismos y de sus queridos muertos. Estos rituales en que se emplea música son un gran consuelo para nosotros, como lo son encender velas, poner flores o incluso usar ropa negra. Permiten el luto compartido, la expresión común. Una oportunidad para abrazar y ser abrazados. Nos permite expresar el vacío que acompaña a la pérdida del ser querido.

En las civilizaciones de toda la historia, los cantos religiosos y laicos son parte integral del proceso de lamentarse. En la Francia medieval, ciertos cantos religiosos fueron prohibidos para los que estaban enfermos y se empleaban una serie de cantos religiosos para acompañar al moribundo en su paso al más allá. Basados en pasajes o temas de la Biblia, estos cantos religiosos se elevaban en alabanza a Dios, inspirando a quienes escuchaban y cantaban un sentimiento de unión con el Espíritu Santo. Y en un tiempo de gran luto, esta unión con el Creador es de gran importancia para hacer frente al pesar.

Esto es cierto incluso si estás furioso con el Creador por causarte este pesar. Unirte con lo que consideres la fuente de tu dolor puede ser necesario para que liberes la ira y la culpa.

¿Alguna vez has escuchado la *Misa de Réquiem* de Mozart? Mozart escribió esta obra maestra poco antes de morir. Está llena con toda la magnificencia de la vida y con la finalidad de la muerte. Esta pieza saca de ti emociones y sentimientos que quizá no te habías dado cuenta que tenías. Pocas composiciones pueden ayudar a liberar un corazón acongojado como ésta. Alienta el pesar furioso, la esperanza provisional y lo más consolador para nosotros, la reverencia por el Todopoderoso.

Como sucede con gran parte de la música magna de todas las civilizaciones, esta pieza parece casi trascender lo físico en que actúa. Si en verdad escuchamos y absorbemos el efecto de esta música, podemos sentir la inspiración que la produjo. Es como una ventana al más allá, una conexión con las dimensiones que no podemos ver, pero que sentimos a través de la música.

Y dónde están nuestros seres queridos muertos si no más allá de esta dimensión en que vivimos. La música magna como ésta nos permite unirnos con los que se fueron antes que nosotros, una unión que nunca querremos perder.

Para Todo Existe un Tiempo

> *"Cuando te involucras en cosas terrenales,*
> *Nunca piensas en la aproximación de la muerte;*
> *Rápida llega como el trueno*
> *Explotando alrededor de tu cabeza."*
>
> Milarepa

Aceptación

Al final, llegarás a aceptar tu pesar, aceptarás que tu ser amado nunca va a regresar. Aprenderás que la vida continúa y, sorprendentemente, encontrarás que hay algo para disfrutar. Serás capaz de enfrentar los recuerdos con alegría, en lugar de dolor, serás capaz de reír de nuevo.

Algo tan simple como un hermoso atardecer o una mariposa te causará alegría cuando salgas de la parte más oscura del pesar. Aprovecha esos pequeños milagros. Escucha un poco de música alegre. ¡Baila!, ¡canta!, ¡silba! Es mucho por lo que podemos estar agradecidos. Cuando descubras todas esas maravillas, incluso mientras sientes el dolor, en verdad habrás encontrado la paz en tu interior.

El entrenamiento musical es un
instrumento más
potente que cualquier otro,
ya que el ritmo y la armonía
encuentran su camino hacia lugares
internos del alma,
en los que pueden sujetarse,
impartiendo gracia y haciendo que
el alma de quien está bien educado,
sea elegante.

Platón

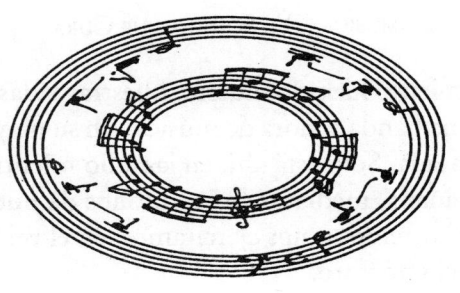

OCHO

La Banda Sonora de Nuestra Vida

"Reviviendo mi dolor con sus dedos,
Cantando mi vida con sus palabras..."

de "Matándome Suavemente con su Canción"
Norman Gimble, Charles Fox

La música... El Sonido que Cura

Desde el nacimiento hasta la muerte, nuestras vidas son acompañadas por una banda sonora de música. En su mayor parte, la damos por sentada. Sólo está ahí, en la radio mientras nos vestimos en la mañana, mediante los audífonos de nuestra grabadora mientras corremos o nos ejercitamos, en el vehículo junto a nosotros en el semáforo.

Como bebés, nos arrullan suaves canciones de cuna que nos cantaban nuestras madres. Al entrar al jardín de niños, la música es la forma divertida de enseñar todo, desde el abecedario hasta lo que dice una vaca. ¿Puedes imaginar aprender el alfabeto sin la canción? En la primaria, las ayudas para la memoria de ritmos monótonos para la pronunciación y la gramática son de gran apoyo para ayudarnos a dominar los detalles difíciles del idioma.

Al llegar la adolescencia, la música adquiere un significado totalmente nuevo... es la pista sonora del adolescente. Siempre recordarás la canción que estaba cuando conociste a tu primer novio o novia, o cuando rompiste con alguien que amabas. En una recepción de boda, por lo general se toca la canción especial de la pareja en el primer baile. La música que se emplea durante la ceremonia también se escoge con cuidado para establecer lo que quieres transmitir a tus invitados.

Recientemente observamos un infomercial de un disco compacto: "*Música de Oro de los Setenta*". Qué recuerdos nos llegaron cuando observamos la televisión esa noche. Richard era locutor de radio durante la década de 1970 y ponía esas canciones todos los días. Kate era una adolescente y bailaba en su adolescencia y en la preparatoria con las melodías de Tony Orlando, Dawn y K.C. y la Sunshine Band.

Fue maravilloso que creciéramos con música relativamente pacífica y plácida. Por desgracia, la música ha cambiado mucho en los últimos veinticinco años.

La Banda Sonora de Nuestra Vida

Crecer en la Actualidad

Piensa en los efectos que la música ha tenido sobre nosotros en la última mitad del siglo. De la misma manera en que eres lo que comes, también eres lo que escuchas. Existe una gran diferencia entre una persona que escucha un rap de pandillas y una persona que escucha música de new age o clásica. Existe una marcada diferencia entre el adolescente que escucha rock punk contra lo establecido y el adolescente que escucha música popular más inocente y más feliz.

A menudo nos lamentamos de la juventud de la actualidad. Los niños están disparando a otros niños en la escuela y cometiendo actos de violencia en sus hogares y vecindarios. Señalamos la música y decimos: "¿Te das cuenta?" Pero no es tan simple, existen tantos tipos de música como existen chicos.

Aquí de nuevo está la pregunta: ¿La música hace al niño o los niños hacen la música? Quizá un poco de ambos. Así que necesitamos lograr que los niños rechacen la música que inspira agresión. ¿Cómo lo hacemos?

¿Qué pasaría si a los adultos jóvenes se les expusiera a música que proporciona tonos puros y sonoros que fueran pacíficos y reflexivos? Casi podemos escuchar que piensas: "¿Cómo se supone que logramos que esos chicos escuchen ese tipo de música?" En realidad, no es tan difícil.

¿Dónde se reúnen los chicos? Restaurantes de comida rápida, centros comerciales, cines. Es muy fácil cambiar la música en esos lugares. ¿Qué sucedería si la música melódica pero conocedora de Loreena McKennitt, Enya o Secret Garden se tocara? Los chicos podrían decidir que les gusta, no tiene nada desagradable. Si no conoces la música que mencionamos, corre, no camines, a la tienda más cercana de música y escucha estos artistas.

Los Sonidos de la Escuela

¿Qué crees que pasaría si se tocara música programada cuidadosamente por el sistema de altavoces conforme llegaran los niños a la escuela? ¿Por qué no tocar *"Odisea Celta"* o *"Los Hijos de Somerled"*? Qué maravilloso sería empezar el día de esta manera en lugar de la diatriba interminable de los directores exaltando la necesidad de llegar a tiempo y recordando el juego de básquetbol de esa tarde.

¿Puedes imaginar que todas las escuelas empezaran y terminaran el día con música? En beneficio de la igualdad de derechos, la libertad religiosa y otras causas de moda, se ha prohibido la oración en las escuelas. Nos parece muy triste ya que no le deja tiempo o lugar para que los jóvenes se recojan y preparen mental o espiritualmente para el día. ¿Qué sucedería si empezaran el día escolar con música? ¿Podría alguien oponerse a la música pacífica?, ¿o también eso se consideraría políticamente incorrecto? Esperamos que nadie se queje porque no dedican el mismo tiempo para el rap o el rock punk.

Si los estudiantes tuvieran la oportunidad de sentarse tranquilamente por diez minutos al empezar la mañana, quizá en una sala de reuniones, y otros diez minutos al terminar el día, escuchando música pacífica y de tonos puros, apostamos a que tendrían una actitud distinta hacia la escuela y hacia la vida en general. Se sentirían más positivos y menos tensos. Al final del libro hemos enumerado nuestros discos preferidos y "modernos" de new age. Conocemos a muchos jóvenes que los disfrutan. Pruébalos en tus estudiantes, hijos y nietos.

Existen muchas oportunidades para utilizar el poder tranquilizador de la música en nuestra sociedad. Es desafortunado que la música a menudo genere el efecto opuesto.

Radio y Televisión

Existen más de cien estaciones de radio en Los Ángeles. Puedes escuchar rap, rock, hip hop, música campirana, latina y más conversaciones de las que te importaría escuchar. Pero ninguna estación de Los Ángeles programa música ambiental, acústica o pacífica de new age como formato primario.

Seguro, en muchos mercados, la Radio Pública Nacional de los Estados Unidos pone al aire su programa de los domingos en la noche: "*Corazones del Espacio*" y la Radio Universitaria pone música curativa a horas poco comunes, pero es difícil de encontrar. Sólo unas cuantas estaciones de radio comercial del país ponen al aire un formato permanente de música acústica, ambiental o de new age. ¿Por qué no existen más estaciones que toquen esta música que el mundo necesita en este momento? Parece que las estaciones de radio tienen una gran responsabilidad. Tienen el poder de hacer éxitos de música que inspira la violencia. Ahora deben emplear ese poder para hacer que la música que va a tranquilizar el mundo sea un éxito. ¿Qué sucedería si alguien construyera una estación de radio musical que programara música para reducir la tensión, el enojo y la depresión? Es tiempo de que las compañías radiofónicas y todos los que se encuentran en el negocio se den cuenta del poder de la música que transmiten, no sólo de los comerciales que ponen al aire.

Saturación de Sonidos

Ya no es sólo la radio lo que ataca nuestra conciencia; a cualquier lado que vayas, a cualquier hora del día, estás obligado a escuchar música o una televisión que tocan en alguna parte. En tu auto, en la oficina del doctor, en la tienda de comestibles, en el centro comercial, en el elevador, en la playa y en un restaurante. Está sonando todo el tiempo.

La corriente implacable de tonos y sonidos puede afectar tu estado de ánimo, y sí lo afecta. Tus pensamientos y tus sentimientos emocionales reciben esta influencia continua y es posible que ni siquiera de te des cuenta. Es la *banda sonora de nuestra vida*. Y es por eso que te enseñamos en este libro cómo estar muy consciente de la música que escuchas. Ya que a pesar de que la música te puede producir alegría y paz, también puede crear disonancia en tu ser y enfermar tu cuerpo. No lo dejes al azar.

Negocios

Hace poco, al anochecer, estábamos en un agradable restaurante, celebrando nuestro aniversario de bodas. La comida era buena, pero estaban tocando música ruidosa de jazz en el sistema de sonido. En las esquinas del bar, junto al restaurante, estaban dos televisores, uno con un juego de baloncesto y el otro con una antigua película. Otro tipo más de música se transmitía en el bar. El edificio tenía demasiado ruido y al terminar de cenar éramos una ruina nerviosa.

Lo que nos sorprendió es que la mayoría de las personas ni siquiera parecían notar el ruido, sólo hablaban con más fuerza (unos con otros o con sus celulares) para superar el ruido. Esto sólo ejemplifica lo ruidosa que es nuestra sociedad, y cómo se ha ajustado la gente a ella.

Los dueños de empresas y tiendas, los empleados y los gerentes de restaurantes tienen su propia idea de cuál tipo de música es el más apropiado para su negocio. El problema es que la mayoría no tiene idea de qué tipo de música o de atmósfera se necesita. Cuando esto sucede, comienzan a molestar y a irritar a sus clientes y quizá a perderlos... como el restaurante que mencioné nos perdió a nosotros.

¿Alguna vez notaste lo maravilloso que es comprar en ciertas tiendas? En cuanto entras a esas tiendas, te sientes reanimado.

¿Qué es? ¿Qué hace que sea diferente a entrar a una tienda de juguetes o de pantalones de mezclilla? Es la música que ponen.

Entra en estas tiendas y escucharás los sonidos de las flautas de los nativos de Norteamérica, océanos, bosques lluviosos tropicales, búhos y cascadas. La música crea un puerto de tranquilidad y paz en medio del estruendo turbulento que genera el resto del centro comercial. Estar en esas tiendas hace que desees quedarte. Puedes escuchar tus pensamientos, te sientes más tranquilo, más relajado... listo para comprar.

Acabamos de ver un informe que indica que un gran número de empresas grandes y corporaciones han empezado a usar música terapéutica en el lugar de trabajo. Están permitiendo que algunos empleados utilicen grabadoras y audífonos personales, mientras que otras empresas están consultando a terapeutas de la música para establecer un área de trabajo "tonalmente correcta". Estos esfuerzos están demostrando ser muy benéficos para la salud emocional del trabajo, la cual produce una moral elevada, aumento de la productividad y menos días de enfermedad. Esperamos que no tarden otras compañías a seguir el ejemplo.

El Entorno Curativo

Lo hemos mencionado antes, pero tenemos fuertes sentimientos con relación a que los hospitales y las oficinas de los médicos (los lugares a los que nos envían para curarnos) están entre los peores enemigos en el problema de la "contaminación del ruido".

Hace poco, Kate se tuvo que someter a una terapia para una lesión del brazo y la mano. Durante cada tratamiento, la rodearon señales sonoras, silbidos y otros sonidos, mientras que en la habitación de junto, en la unidad de quimioterapia, resonaba la molesta banda sonora de una telenovela muy ruidosa. Era muy molesto y es seguro que no ayudaba en intensificar el proceso curativo.

Sencillamente, debe haber una forma mejor para que los hospitales manejaran el ruido. ¿Qué sucedería si todos los hospitales tocaran música tranquilizadora en todos los pabellones... haría una diferencia? ¿La gente se curaría con más rapidez, se sentiría más cómoda, más útil? Por supuesto que sí. Y con todo lo que se dice de la elevación de los costos de los cuidados de la salud, del abuso de las drogas médicas y de otros problemas en el sistema de cuidados de la salud, nos parece que la música sería una inversión valiosa.

No existe duda de que la música alivia el dolor y reduce la tensión. Si las personas se curan más rápido y necesitan menos medicamentos, el costo del tratamiento se reduciría. Algo en que pensar cuando se escoja un hospital.

Escoge la música que permites que entre a tu vida con tanto cuidado como planeas una dieta. Escúchala reconociendo su poder. Si la usas con conciencia y respeto, la música te llevará a un viaje maravilloso a la salud y a la paz interna.

"Nuestro entorno sonoro es
vital para nuestra supervivencia y
crecimiento en este plano de existencia."

Joel Andrews

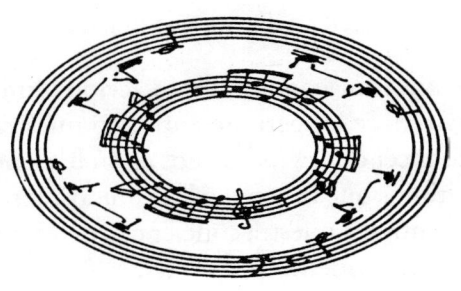

NUEVE

Crea un Entorno Pacífico

"Estar en paz no es estar en un lugar en que no hay ruido, problemas o situaciones desagradables.
Estar en paz es estar calmado en el corazón en medio de lo que no lo está."

Kate Mucci

Las emociones que conjura la interacción humana son muy poderosas. Si se les permite entrar en nuestra conciencia, debemos reconocer qué es lo que nos están haciendo. La forma en que permitimos que la gente o los sonidos, los sentimientos o las visiones, entren a nuestra conciencia, determina cómo nos sentimos respecto a nuestro propio ser.

Una vez que te das cuenta de las influencias sónicas y de otro tipo que siempre te están bombardeando, podrás convertir todo lo negativo en energía positiva y fortalecer los efectos positivos de lo que es bueno.

No está dentro del alcance de este libro ahondar en todas las prácticas que te permiten enfrentar a la energía negativa. Existen excelentes libros que puedes leer y cursos que puedes tomar para lograr esas destrezas. Lo que ofrecemos aquí es una forma para hacer que tu espacio personal sea un lugar de paz y curación, y formas para utilizar el poder de la música para ayudarte a superar esta a veces irritante experiencia humana.

> *"Y ahora es una canción de un ángel,*
> *Lo que hace que los cielos estén mudos."*
>
> Anónimo

Un Espacio Pacífico

El sonido es una de las influencias más penetrantes en nuestra vida. Muchos de nosotros vivimos cerca de calles y autopistas, aeropuertos e incluso vías férreas con mucho movimiento. A menudo es difícil dormir, y la gente que vive cerca de lugares ruidosos como éstos, a veces se siente tensa y nerviosa. Es fácil decir: "¡Múdate!", pero todos sabemos que no es tan sencillo. Por lo tanto, tenemos que enfrentar en forma constructiva al ruido que invade nuestro espacio.

Si es posible insonorizar tu medio ambiente, hazlo. Toma al menos una habitación, quizá la recámara, y haz lo que puedas para volverla un lugar pacífico. Si puedes emplear materiales para insonorizar, hazlo. Cuelga paneles de corcho en las paredes. Pon cortinas pesadas y hojas de cristal dobles en las ventanas. Pon burletes alrededor de las ventanas para bloquear la filtración de sonidos.

Haz de esta habitación tu lugar de paz y curación. Imagina el lugar más pacífico que puedas y trata de emular ese sentimiento en tu habitación. Añade algunas flores o plantas bonitas, quizá incluso una pequeña fuente. Asegúrate de tener una forma de poner música en la habitación o usa un estéreo personal con audífonos.

Objetos Especiales

Si quieres, añade un altar. Llena el altar con lo que tenga un gran significado para ti. Quizá cristales, recuerdos o fotografías; una pluma, el nido de una ave, conchas marinas o velas. Todo lo que te produzca paz... ponlas en un espacio sagrado de la habitación.

Si decides mejorar tu habitación con cristales, asegúrate de emplearlos con propiedad. Para crear un lugar de paz, el ágata azul es muy poderosa ya que calma tu mente y te ayuda a aliviar la tensión. La amatista, la aguamarina, la malaquita y el zafiro son "pacificadores" muy poderosos.

Asegúrate de que se limpien tus cristales... es decir, lávalos en agua corriente (de preferencia en un río o arroyo) o deja que se remojen en agua y sal durante toda la noche. Después, bendícelos cuando bendigas la habitación y transmíteles amor como energía. Recuerda, de la manera que el sonido y la música son energía, tus emociones son energía. Si envías pensamientos positivos y amor a los objetos de tu espacio, esa energía aumentará y se te devolverá. Conforme medites y escuches la música, podrás atrapar esa energía.

Color

El color también es algo muy importante a considerar en tu entorno. Recuerda que lo que vemos como colores diferentes en realidad no son más que diferentes porciones del espectro de luz; son diferentes longitudes de onda de la luz. La luz es energía, igual que el sonido, y la energía de los colores que te rodean también tienen un impacto en tu sentido de bienestar.

Sabes qué colores te hacen sentir paz y cuáles no. Si estás creando un lugar de paz y curación, debes asegurarte que los colores en ese espacio no invocan otros tipos de emociones en ti.

El verde es un poderoso color curativo, el café es excelente para la paz. Los colores terrosos por lo general crean un sentido de unidad con la naturaleza y con encontrar paz allí. Por lo tanto, la adición de muebles y paredes de madera cálida, de plantas u obras de arte que retraten la naturaleza puede ser de gran ayuda para hacer que tu espacio sea más pacífico.

Tu Entorno de Trabajo

A menudo, el tiempo que pasas en el trabajo es mayor que el que tienes para disfrutar tu casa. Si tienes una oficina o área de trabajo que puedas decorar, hazlo. Conviértelo en un espacio pacífico y cómodo. Si es posible, ten música. Es obvio que no quieres distraer a otros trabajadores, pero es un hecho demostrado que ciertos tipos de música pueden aumentar la productividad y la satisfacción con el trabajo. Si estás más cómodo en tu trabajo, serás más sano y feliz.

Interrupciones de Sonidos

No olvides hacer pausas cuando las distracciones y las presiones de la vida diaria agoten tu energía. Una interrupción de sonidos te da tiempo para soñar, tener contemplaciones, para pensar. Verás con más claridad qué funciona en tu vida, en tu trabajo y cómo puedes cambiar lo que sea necesario para mejorarlo.

Las interrupciones de sonido son maravillosas. Muchos de nosotros tenemos periodos en nuestro día en que nuestro cerebro sólo quiere detenerse. Para muchas personas, es a media tarde, el periodo después de comer, cuando tu cerebro preferiría dormir y dejar que todo el oxígeno vaya al estómago para la digestión. Éste es el momento para una interrupción de sonidos. Deja de trabajar y escucha conscientemente música que te fortalezca y aumente tu creatividad. No sólo la pongas de fondo... detente y escucha en verdad una canción favorita. Por cinco minutos, dos veces por hora durante ese periodo difícil en tu día será tiempo bien empleado.

Si tienes un trabajo tenso, la música como *"Milenio"* es excelente para hacer que el trabajo sea un lugar más calmado. Existen discos compactos en el mercado que se han compilado especialmente para trabajo mental o creativo. Gran parte de la música de Mozart se ha clasificado para situaciones y necesidades específicas. Ve a la tienda local de música y explora la maravillosa variedad de música disponible.

Si trabajas en una fábrica o en otro lugar, en que el ruido es un problema, asegúrate de alejarte del ruido siempre que puedas. Si no afecta tu seguridad, usa tapones para los oídos. Durante las pausas para comer, no te metas a la ruidosa cafetería si puedes evitarlo. Come en el exterior, bajo un árbol. Haz unos cuantos ejercicios de respiración profunda, aclara tu mente y tu corazón. Escucha el silencio, si puedes. Si incluso el exterior es ruidoso, lleva contigo tu estéreo personal y los audífonos, y escucha música tranquilizadora. Es seguro que una interrupción de la sobrecarga sensoria del trabajo te ayudará durante el día.

Simplifica

No existe duda de que la vida es demasiado complicada, reduce el nivel. No ganas el juego de la vida sólo porque tengas más juguetes. De hecho, nuestra experiencia y la de todos los que conocemos, es que entre más tienes, más quieres tener, y más duro tenemos que trabajar para retenerlo. La vida no se trata de esto. Es seguro que no te hará más sano ni te ayudará a dormir mejor en la noche.

Poco antes de escribir este libro, decidimos cambiar nuestra vida drásticamente. En lugar de tener un trabajo de seis días a la semana entreteniendo en una ciudad bulliciosa, salimos a otras partes, enseñando nuestros talleres *"Curación con Música"*, tocando en hospitales y hospicios, y ejecutando nuestros conciertos de *"Música Mágica"* en ciudades pequeñas de todo el país.

Lo simplificamos, todo lo que necesitamos para vivir y trabajar está con nosotros, en una preciosa casa rodante. Nos deshicimos de nuestros muebles y la estamos pasando de maravillas. Somos como las tortugas. No tenemos colección de arte, cerámica china fina, antigüedades, hipoteca y una colección muy reducida de aparatos electrónicos.

Durante nuestros viajes hemos conocido a muchas personas como nosotros. Todos, desde médicos hastiados y ex militares a artistas y ejecutivos corporativos desilusionados han simplificado su vida, condensando sus posesiones a un estilo de vida sobre ruedas. Son, en realidad, algunas de las personas más felices y contentas que hayamos conocido.

Por supuesto, ésta no es la idea de todos de un estilo de vida ideal. Ni por un momento sugeriríamos que alguien dejara su estilo de vida por el nuestro. Pero no puede dañar reducir las complicaciones, simplificar tu vida. ¿Es en realidad tan importante tener una televisión de sesenta pulgadas cuando tu televisor de cuarenta y cinco pulgadas trabaja bien? ¿En verdad necesitas la computadora más nueva de Pentium 3 a 750 Mhz cuando funciona perfectamente tu computadora Pentium 2 a 333 Mhz? ¿Está tu vida corriendo a tanta velocidad que cinco segundos más de tiempo para descargar una imagen de la red es tan importante en tu día? ¿Por qué?

Simplifica, disfruta lo que tienes. Si tienes algo que no te da alegría, libérate de eso, quizá alguien más lo disfrute. Si no lo disfrutas, está complicando tu vida. Revisa tu casa y regala o vende todo lo que no hayas tocado en dos años. Es una experiencia maravillosa.

Analiza unos cuantos días o semanas qué es lo que en realidad hace que te sientas bien. ¿Es sacar a pasear tu perro o leer? ¿Es hacer una comida agradable con alimentos frescos para tu familia? ¿Es tomar una siesta en la tarde? ¿Visitar a la abuela el fin de semana? Nuestra suposición es que cuando en verdad lo piensas, lo que te hace más feliz es lo más simple. Haz que lo que descubras sea en lo que te concentres y experimentarás un salto enorme en tu sentido de paz interna.

Nadie necesita muchos *cachivaches* para ser feliz. Lo simple es bueno. Alivia mucha presión y te da el tiempo para explorar lo que en verdad es importante... el amor de la familia y los amigos, la naturaleza y tu propio sentido de ser. Si aún sientes la necesidad de adquirir algo, por qué no adquirir música. Construye la mayor biblioteca musical del vecindario.

Tiempo de Calidad

¿Cuándo fue la última vez que te sentaste con tu familia y jugaron a algo?, ¿estaba la televisión en segundo plano? Quizá. ¿Alguna vez te has sentado con tu familia y sólo escucharon música? ¿Alguna vez te has sentado con los hijos chicos en las rodillas o te recostaste con tu cónyuge o tu gato y escuchaste música hermosa? Por favor, hazlo esta noche.

Prueba esto... *apaga la televisión por una semana y pon algo de música.* ¿Qué te parece un poco de música clásica popular o uno de los nuevos artistas celtas que están de moda? Prueba algo sin letra de ser posible, eso te permitirá conversar con la familia. Prende una vela y en verdad escucha la música.

Si tienes adolescentes, es un gran momento para pedirles que compartan su música contigo, y de compartir tu música con ellos. No es un momento para criticar... es un momento para experimentar y disfrutar la música por sus propios méritos, y de disfrutar la compañía de tu familia.

Descubre la alegría de solo ser, porque la vida es un regalo. Si alguna vez has estado muy enfermo o has perdido a algún ser amado, sabes lo preciosa que es la vida, apréciala.

Mantén pura y simple la música en tu lugar pacífico. La música pacífica e instrumental a bajo volumen alentará la conversación abierta y honesta. Es agradable tener algo qué escuchar cuando se presentan pausas en la conversación, pero no quieres que domine lo que estás tratando de lograr... unión, alegría y paz.

Haz Música

En nuestros talleres y seminarios, a menudo hablamos con personas que expresan un deseo por tocar un instrumento musical. Nueve veces de diez añaden: "Es sólo que nunca he tenido el tiempo".

"¿Por qué?", preguntamos.

Las más importantes razones que la gente da son su carrera y la familia. Es seguro que lo comprendemos, pero claro que todos pueden apartar una hora al día. La mayoría de las personas

CREA UN ENTORNO PACÍFICO

pasan más de una hora al día ante la televisión, ¿por qué no usar una pequeña porción de ese tiempo en tocar un instrumento?

No necesita ser elegante; un teclado sencillo es suficiente. Una guitarra o una armónica, una flauta o tambor de los nativos norteamericanos. Todos son fáciles de tocar, son baratos y te dan un medio de expresión. Es probable que muchos de ustedes tengan un instrumento reuniendo polvo en el ático o la cochera. Dejaste de tocarlo cuando creciste. Bueno, ahora es el momento para desempolvarlo, afinarlo, comprar nuevas cuerdas y tocar de nuevo. No importa si has olvidado más de lo que sabías. No importa si nunca tomaste una lección.

Muchas personas nos dicen: "¡Ah!, me encanta la música, pero no tengo ningún talento musical". Se les ha dicho que no pueden seguir una tonada o que tienen oídos de estaño. Tonterías, todos somos musicales. Todos tienen una canción qué cantar. Y es una lástima si la música que haces a nadie más le agrada, es para *ti*. No dejes que alguien te desaliente si anhelas hacer música. A Richard le dijo un maestro de música de la preparatoria que no tenía talento alguno ni habilidad musical y que debía dejar la guitarra. ¡Qué equivocado estaba el maestro!

Puedes hacer música, está en ti. Y no hay nada, repito, nada mejor para tu salud física, emocional y espiritual que hacer música. Puede ser un instrumento o tu voz, no importa cual.

¿Y qué actividad es mejor para pasar tiempo como familia? Hacer música es un pasatiempo creativo, divertido y activo. Los niños pequeños adoran hacer música. Aliéntalos y toca con ellos. Consigue unos tambores pequeños.

O quizá quieras bailar. No te preocupes por la forma, el estilo ni nada más. Enciende el estéreo y baila. Deja que el ritmo mueva tus pies. Aparte de ser un maravilloso ejercicio, bailar hace que seas feliz. Hace que olvides tus problemas por un tiempo y te deja ser un niño de nuevo.

*La música te transportará
a los reinos celestes,
donde flotas de ángeles
te darán la bienvenida,
te abrazarán,
y te concederán la paz
y la curación.*

D. Joseph

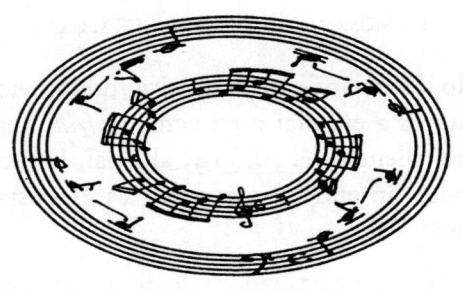

DIEZ

Encuentra Tus Sonidos Curativos

"Entre más de cerca escucho, más profundo se vuelve el Silencio"

Anónimo

Has estado disfrutando de la música toda tu vida pero ahora te vamos a enseñar a en verdad *oírla*. Vas a escuchar los sonidos del silencio, el ruido y, al final, los sonidos de la música. Después, aprenderás a *escuchar* a todas estas cosas. Vamos a empezar.

Reúne este libro, una grabadora de discos compactos, *"Milenio"* u otro disco compacto con el que estés familiarizado y un par de tapones o un poco de algodón para los oídos. Vamos a hacer varios ejercicios en este capítulo, pero no necesitas hacerlos todos en una sola ocasión. La mejor parte de este proceso de experimentar realmente la música es que es progresivo. Y en cualquier momento en que sientas que lo necesitas y lo deseas... está ahí. Te ayudará a armonizarte con la alegría y la paz que están dentro de ti todo el tiempo.

Un Tiempo para la Paz

En este mundo de camiones de dieciocho ruedas, aviones y trenes, ruido de tráfico, acondicionadores del aire y máquinas lavaplatos, a veces olvidamos lo que es escuchar el silencio. El triste hecho es que muchas personas no pueden soportar estar en silencio. ¿Cuántas personas conoces que dicen: "mantengo prendida la televisión como compañía"? Conocemos a muchas personas que prenden la televisión por las imágenes y luego le quitan el sonido y ponen la radio. Estimulación auditiva y visual. No deja a la mente mucho espacio para la introversión y la reflexión, ¿no es así?

Primero, debes apagar todo. Sepárate de ruidos, alborotos, del mundo. Ve a un lugar tranquilo o al menos tan tranquilo como puedas encontrar. Si tienes familia, tendrás que indicar por adelantado que necesitarás un poco de tiempo para ti. Oscurece las luces o enciende un par de velas. Si estás en el exterior, asegúrate de tener sombrero o de sentarte en la sombra de manera que el sol no brille directamente en tus ojos.

Ahora, tan solo siéntate. En el piso, en tu silla favorita, con la espalda contra un árbol amistoso. Siéntate con comodidad y como tu madre solía decirte, siéntate derecho. Es importante cuando escuches tener una buena postura. No cruces las piernas ni las dobles bajo tu cuerpo. Usa ropa holgada y cómoda. Deja que tus brazos descansen cómodamente a tus lados. La idea es no restringir la circulación de ninguna manera y permitir que tu energía fluya libremente hacia arriba y hacia abajo de tu cuerpo. Escucha el medio ambiente por unos cuantos minutos antes de continuar con los siguientes pasos.

Respirar

¿Cuándo fue la última vez que respiraste muy profundamente? A menos que practiques yoga o seas corredor de fondo, es probable que no emplees toda tu capacidad pulmonar. Inspira profundamente, llenando el diafragma por completo, de manera que tu estómago se dilate con el aire. Reténlo un par de segundos, después exhala todo, espirando a través de los labios fruncidos, hasta que se acabe todo el aire. Repite esto unas tres veces. Es muy probable que te sientas un poco mareado si no estás acostumbrado a la respiración profunda. Está bien, se debe a que estás introduciendo oxígeno extra a tu cuerpo.

Relajación

Ahora, relaja tu cuerpo, un área a la vez. Tensa los músculos de la cara y el cuello. Manténlos así por un par de segundos y después relájalos; deja que se afloje la mandíbula y que los músculos se relajen. Ahora tensa los hombros y la parte superior de la espalda, manténlos así y después relájalos. Continúa recorriendo el cuerpo hacia abajo, primero tensando y después relajando los músculos del estómago, de los muslos, de las pantorrillas, de los pies. Recuerda continuar respirando lo más profundamente que puedas mientras haces este paso. Cuando termines, vuelve a recorrer el cuerpo hacia arriba y bosteza, en forma prolongada y profunda.

Frota tus sienes, tus mejillas, las orejas, da masaje al área anterior y posterior del oído, con suavidad. Continúa respirando profundamente y con suavidad frota la parte posterior de tu cuello y cráneo. Da masaje suave a los lados del cuello. Visualiza, mientras haces esto, que se están relajando los músculos que rodean las aberturas de los oídos, que los canales se están abriendo y que las vías auditivas están despejadas y limpias. Nada los está constriñendo. Imagina que se unen en algún punto en la mitad de tu cabeza, y que tu cerebro puede recibir todos los sonidos que transportan. La idea es hacer que los músculos que rodean a tu mecanismo de audición se relajen y estén abiertos para una mejor recepción.

Los Sonidos del Silencio

Ahora escucha el silencio. Siéntate totalmente quieto por un momento, escuchando el espacio en que te encuentras. Sonará diferente que cuando te sentaste por primera vez. Puedes escuchar los cantos de las aves, el chirrido de una cigarra, el zumbido del aire acondicionado; lo que sea. Pueden existir muchos ruidos de fondo.

Escucha cada uno por turno, concentrándote en cada uno, después desintonízalos. Lo que estamos tratando de que logres con este ejercicio es estar *consciente* de escuchar. Escucha todos los sonidos que te rodean. No trates de juzgarlos como buenos o malos, sólo *escúchalos*.

> "Por supuesto que existe música, incluso en la
> belleza y en la nota silenciosa que Cupido lanza,
> es mucho más dulce que el sonido de un instrumento.
> Ya que existe música en cualquier lado en que haya armonía,
> orden o proporción.
> Y hasta ese nivel podemos mantener
> la música de las esferas.
>
> Sir Thomas Browne

Escucha tu Cuerpo

Ahora pon un poco de algodón o tapones en tus oídos. Esto te permite concentrarte en los sonidos que hace tu cuerpo cuando está descansando.

Existen ritmos y cadencias que puedes cambiar intencionalmente. Sabes que puedes cambiar la velocidad de la respiración, pero, ¿qué sucede con el latido cardiaco? ¿Puedes reducir su velocidad?, ¿puedes tener pensamientos tranquilizadores y hacer que baje la presión sanguínea? Inténtalo. Imagina que estás en un hermoso claro, bañado por la cálida luz del sol y una suave brisa hace cosquillas a tu cabello. Presta atención al latido cardiaco y a la respiración mientras imaginas esta situación. ¿Es diferente en alguna forma al estado normal?

La meta de este ejercicio es hacer que te des cuenta de tu cuerpo. Es un regalo maravilloso el cuerpo humano, sin importar lo que se percibe como defectos o atributos. Tiene su propia frecuencia natural de resonancia y queremos que reconozcas cuál es. Si estás sintonizado con lo que tu cuerpo es cuando está en descanso, puedes analizar mejor qué sonidos de efectos y qué música tener cuando no está descansando.

Después, puedes analizar objetivamente lo que es mejor para él y lo que necesitas evitar. Con este conocimiento, puedes emplear otros tonos y frecuencias, y la música misma, para guiar a tu mente y cuerpo a un estado de paz y salud.

Escucha la Música

Después, escucha *"Milenio"*. La pista diez (*La Canción de Cuna de Gabriel*) es especialmente apropiada porque es simple y con tonos puros. Permite que tus oídos se ajusten a escuchar música. Mantén bajo el volumen. Experimenta lo diferente que es escuchar esta música de esta forma a diferencia de la forma en que normalmente escuchamos música, sin ser conscientes de ello. Este ejercicio para escuchar música es especialmente poderoso si usas audífonos gruesos y con cojincillos. No sólo bloquean cualquier otro sonido, sino que te permiten escuchar cada parte de la música.

Luego escucha una grabación que hayas escuchado muchas veces antes. Quizá un disco de música popular, clásica o algo más que conozcas bien. Estarás escuchando mucho más con esta nueva conciencia. ¿Cómo hace que te sientas esta música? ¿Qué tipo de frecuencias te está enviando? Una vez que termines esta parte de los ejercicios para escuchar, toma un descanso. Permite a tu mente recordar y apreciar la experiencia de escuchar con conciencia.

"Tú eres la música mientras dura la música."

T. S. Eliot

Haz tu propia Música

Has escuchado los sonidos del silencio, música y tu propio cuerpo cuando descansa. Has aprendido a relajar los músculos y hacer que los oídos en verdad escuchen. Ahora vas a sentir las vibraciones de la música dentro de tu cuerpo, mientras haces tu propio tipo de música. Haz los ejercicios de respiración, relajación, audición y de escuchar como se expusieron antes en este capítulo.

En lugar de escuchar música grabada, tararea. Lo que sea, la tonada de *"La Marcha de Zacatecas"*, si quieres o *"La Marcha de las Letras"*, o un himno favorito. Date cuenta de cómo se siente en tu garganta, en tus oídos, incluso mientras resuena en tu cráneo. Ahora tapa los oídos con algodón, tapones o pon las manos en ellos, y tararea de nuevo.

Eleva y baja el tono del tarareo. Tararea una sola melodía completa o fragmentos de diferentes melodías. Como tu cuerpo ya está acondicionado a tu conciencia, debes ser capaz de discernir los efectos de diferentes frecuencias al tararear. ¿Qué frecuencias hacen que tu cuerpo se sienta mejor; cuáles que se sienta peor?

Tararear es una forma muy efectiva para ponerte en contacto con tu cuerpo y con las frecuencias que necesita. Pero también es una manera magnífica para enmascarar frecuencias que no quieres. Por ejemplo, si te encuentras en un entorno muy ruidoso, como el metro o en algún lugar con frecuencias altas que te molestan, tararea. Puedes tararear tan bajo que no moleste a nadie, pero que aún vibre en tu cuerpo y en tu mente. Puedes contrarrestar las vibraciones negativas creando tus propias vibraciones positivas al tararear.

Disfruta la Música

Ahora que has tenido la oportunidad de analizar lo que hace que te relajes, lo que te hace feliz y lo que te pone triste, es el momento para algo de diversión. Es tiempo de escuchar algo de música nueva. Ve a una tienda de música que te permita probar los discos compactos. Analiza con cuidado cómo te hace sentir cada pieza.

Ve a un café o a otro sitio en que puedas escuchar música acústica en vivo. Tenemos muchos músicos talentosos que tocan música tranquilizadora e instrumental. Toma una taza de café o de té y en verdad escúchalos tocar. Guarda la conversación para los intermedios.

Si la música hace que te sientas bien, averigua si los artistas tienen un disco compacto y llévalo a casa. Sólo porque no está en las tiendas de discos, no significa que su música no es inspiradora. En el último capítulo, mencionamos unos cuantos artistas que producen música que favorece la curación y la paz interna. Comienza con ellos y experimenta con otros que encuentres en tu camino.

Lo principal que debes recordar cuando escojas música para curación física, emocional o espiritual, es que debe ser inspiradora para *ti*. Algo que tiene vibraciones curativas para una persona no necesariamente es lo que *tú* necesitas. Conforme practiques el escuchar consciente, te volverás muy adepto a reconocer lo que es mejor para ti.

♪ Él, que se ha iniciado en la verdad,
sabe que a cada onda de una melodía,
a cada ola de armonía,
existen respuestas en su interior,
que salen del Mar de la Muerte y el
Nacimiento,
algunas arremolinándose inmensurables de
antiguos dolores y placeres.

♪   Paul Elmer More

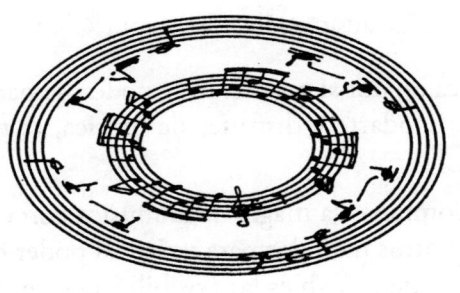

ONCE

Crea la Paz Interna

"La música es el medio de acceso entre tu existencia física y las octavas más elevadas de tu ser."

Catherine Winkler

La música es, por sí misma, muy poderosa para curar. Con sólo acomodarte y disfrutar de música, te tranquilizas y consuelas.

Cuando combinas la magia de la música con el poder de la meditación y otros métodos para unirte al poder que está dentro de ti, son interminables las posibilidades de crecimiento y curación.

Si ya te dedicas a la meditación, es posible que conozcas la mayor parte del material que sigue. Pero si eres nuevo en todo ese proceso, disfrutarás este curso intensivo de elevación de la conciencia. Utiliza esta información para ampliar los beneficios de tu viaje musical a la salud y la paz interna.

Un Manual de Meditación

No dejes que la palabra meditación te aleje, no es algún ritual místico y secreto que practique una colonia aislada de monjes con túnicas cafés, como Richard solía pensar; es mucho más simple. Meditar no es "New Age" ni es complicado o misterioso y no tienes que doblarte como un nudo para practicarlo.

Meditar es detener a tu mente de perderse en pensamientos al azar y, en lugar de eso, concentrarla en tu conciencia. Mirar hacia adentro y escuchar es meditar. Con sólo mantenerte inmóvil, respirar profunda y libremente, enviar pensamientos conscientes al universo y permitir también que entren, se experimenta una magnífica sensación de unión con el universo y con uno mismo. El regalo de la meditación es la paz interna y la sabiduría espiritual.

Medita con frecuencia durante el día, siempre que tengas unos momentos para ti, o en la noche para ayudarte a relajarte. Ahora que ha tenido la posibilidad de probar, la meditación ha ayudado a Richard inmensamente como escritor de canciones a enfrentar los problemas de todos los días y con los asuntos del espíritu.

Existen cientos de libros en el mercado que te enseñan a meditar, pero básicamente son tres métodos. Cuando empieces con la práctica de la meditación, experimenta con los tres. Uno de ellos será más apropiado para ti que los otros. Además, uno puede funcionar bien un día, mientras que otro funcionará mejor el siguiente día. Lo principal que debes entender es que tu mente estará muy, muy ocupada al principio. Se trata de la charla que tiene lugar en tu mente cuando te recuestas en la noche o cuando te sientas sin moverte; es de esperarse. Vendrá y se irá. La música meditativa y de forma libre ayudará a silenciar esa charla. Usa música mientras intentas estas técnicas.

Concentración en la Respiración

En forma consciente, exhala todo el aire de tus pulmones. Después, respira profundamente, expandiendo tu diafragma para inflar los pulmones. (Tu estómago debe estar distendido... ¡no el pecho!) Mantén este aire energizante hasta que te sientas saciado. Exhala después, usando tu diafragma para presionar todo el aire hacia fuera de los pulmones. Repite este proceso cuatro o cinco veces.

Ahora sólo respira normalmente, pero date cuenta de cuándo exhalas. Cuando sacas el aire, imagina que toda tu lucha (por respuestas, éxito o lo que sea) está saliendo. Imagina que los pensamientos y las emociones que te detienen se están exhalando con tu aliento. Antes de que inspires, debe haber una pequeña pausa (un espacio abierto) en que dejas de luchar y te rindes. Conforme inspiras, expande esa pausa. Expande ese espacio abierto de manera que tu mente se pueda relajar.

Concentra sólo una pequeña parte de tu atención en la respiración que se realiza. Lo demás, concéntralo en esa pausa en el pensamiento, en donde se libera tu mente. Conforme lo practiques, encontrarás que la pausa es cada vez más larga, y tu mente está abierta a los pensamientos importantes en que deseas concentrarte. Es aquí donde tiene lugar la verdadera meditación.

Concentración en un Objeto

Muchos de nosotros necesitamos concentrar nuestra visión en un objeto con el fin de despejar la mente, una vela que arde, un cristal o un objeto de arte, una pintura de un ángel, Jesús, Buda o cualquier individuo que consideres digno de emular o que te haya dado consuelo o conocimiento en el pasado.

Respira profundamente, pero en lugar de concentrarte en tu respiración, concentra tu atención en cualquier objeto que hayas escogido. Mientras lo miras fijamente, al principio tu atención va a vagar. Cuando lo hace, devuelve tu atención al objeto. De la misma manera en que existe un lapso entre exhalar e inhalar, existe un espacio entre los pensamientos que entran y salen de tu mente. Ése es el espacio libre al que estás aspirando. Expande esos espacios libres a momentos cada vez más largos de paz. Allí es de donde procede tu conciencia; allí es donde meditas.

Recita un Mantra

En muchas religiones establecidas, como el budismo tibetano, el hinduismo e incluso la cristiandad ortodoxa, los mantras se emplean para concentrarse. Un mantra se define con mucha sencillez como: "lo que protege la mente". Protege la mente de lo negativo o del ser.

Un mantra puede ser una oración, un canto religioso afirmativo o incluso sólo unas pocas palabras especiales. ¿Has notado alguna vez que rezas fervientemente, una y otra vez, cuando estás asustado, nervioso o desorientado?

Crea la Paz Interna

Kate a menudo dice la *Oración de la Serenidad* cuando está frustrada. Hace que se sienta más en paz y no tan impaciente.

*"Dios me conceda la serenidad
para aceptar lo que no puedo cambiar,
la fuerza para cambiar lo que sí puedo,
Y la sabiduría para reconocer la diferencia."*

La *"Oración del Señor"* también es un mantra. Muchas personas, en especial si se criaron como católicas, dicen una oración a la Virgen María: *"Avemaría, llena de gracia, el Señor está contigo..."* También es un mantra. Recitar un mantra puede cambiar por completo tu estado de ánimo. Transforma la energía y la atmósfera de la mente porque es la encarnación, en sonido, de una verdad que crees. Toda palabra, toda sílaba, tiene poder espiritual y la mente envía ese sutil poder a todos los canales del cuerpo. Cantar un mantra también envía esa energía a tu mente.

Puedes recitar un mantra lenta y tranquilamente, inspirando y expirando con la energía que crea. Tu conciencia, tu respiración y el canto religioso lentamente se volverán uno. O, puedes cantar un mantra en una forma inspiradora, quizá incluso con música, después descansar en el silencio que sigue. Es allí donde tu conciencia vendrá.

Algunos de los mantras más inspiradores proceden del budismo tibetano. Otros que hemos encontrado que son muy poderosos son:

"La Luz soy yo, yo soy la Luz."

*"Gracias, Gran Espíritu, por la paz en mi alma,
la fuerza en mi cuerpo y la alegría en mi corazón."*

Tendrás otras verdades en que creer; conocimiento positivo que puedes poner en un mantra que te dé fuerza. Piensa en eso, ponlo en forma de mantra y utilízalo.

Fantasías Guiadas

Los psiquiatras, los médicos y los terapeutas de la música han empleado las fantasías guiadas en formas técnicas. Ayudan a la gente con problemas físicos y emocionales específicos, como miedo a volar o aracnofobia. Hemos creado algunas fantasías guiadas específicas para nuestro trabajo curativo y se incluyen en varios capítulos anteriores, para problemas específicos.

Pero la fantasía que se presenta a continuación es un tipo de imagen de "uso general". Te llevará a un lugar de paz y puedes emplear esta imagen en cualquier momento en que sientas la necesidad de alejarte.

Un Viaje en Tu Mente

Como siempre, antes de empezar, te recomendamos que emplees audífonos y toques *"Milenio"*. Ponte cómodo, respira profundamente y relájate.

En tu mente, estás en tu trabajo o en casa. Los sonidos normales están a tu alrededor, vistas y olores familiares. Caminas hacia delante, y al hacerlo, las vistas y los sonidos cotidianos se disuelven a tu alrededor, mientras caminas en un mar de colores apagados, colores pastel. Rodeándote por completo está un color tranquilizador y líquido. Te sientes como si estuvieras caminando en una nube; sin peso y sin dolor. Continúas caminando por un tiempo y tu cuerpo se relaja y se fusiona con esos colores suaves. Eres uno con tu entorno y eres un todo.

Gradualmente, tu cuerpo se solidifica de nuevo, saliendo de los colores ligeros en que habías estado. Conforme lo hace, ves un her-

moso bosque verde ante ti. Sales de los colores pastel y encuentras una entrada al bosque. Pasas por la entrada hacia los árboles y sigues un sendero cómodo hacia el interior del bosque. Ves las amistosas criaturas de los bosques a tu alrededor. No te tienen miedo y no le tienes miedo a nada en el bosque. Está tranquilo, sereno y tiene un maravilloso aroma a pinos.

Caminas más adentro del bosque y llegas a un claro en el que se encuentra un pequeño estanque. Encuentras un punto con césped junto al agua y te sientas. Puedes verte en el agua y ves que estás completo, perfecto y feliz. Mientras miras hacia el agua, te das cuenta que este lugar de paz está en tu interior... tú lo creaste. Te pones de pie, sonriendo y te alejas del estanque. Este maravilloso y pacífico sentimiento permanece contigo y cuando regresas al mundo cotidiano, conservas el conocimiento de que este lugar de paz es tuyo para que lo visites en cualquier momento, ya que está en tu interior.

Date unos minutos después de contemplar la fantasía antes de continuar con tu rutina diaria. Saborea el sentimiento que tienes en este momento y llévalo contigo. Si disfrutas esta forma de meditación, existen muchas grabaciones y libros magníficos a la venta que tienen viajes maravillosos para ayudarte a superar diferentes retos en tu vida.

Afirmaciones

Una afirmación es un pensamiento positivo; una declaración de la forma en que son las cosas, o deberían ser. A menudo, las afirmaciones se emplean cuando tratamos de superar una enfermedad, un estado de ánimo desagradable o una situación difícil.

Por ejemplo, si tienes problemas para aprender una nueva destreza en el trabajo, o sientes que no puedes realizar una tarea específica, una afirmación apropiada sería:

> *"Soy una persona capaz e inteligente.*
> *Estoy listo, dispuesto y soy capaz*
> *de llevar a cabo cualquier tarea*
> *con alegría y entusiasmo.*
> *Estoy complacido por tener un reto y*
> *acepto la oportunidad de aprender."*

Es fácil quedar atrapado en lo negativo y lo desagradable que parece saturar nuestra vida moderna. Tiroteos en escuelas, desastres naturales, violencia de pandillas, todos ellos parecen trastornar nuestra paz mental. Una buena idea es usar una afirmación todos los días para protegerte de lo que amenace con destruir tu paz.

Ésta es una afirmación que Richard emplea todos los días:

> *"Estoy rodeado y lleno de*
> *la blanca y pura Luz del Creador.*
> *Nada excepto el bien viene a mí*
> *y nada sino el bien saldrá de mí."*

Tendrás tus propias situaciones especiales, sean emocionales o físicas. Abórdalas, después pon todas las posibilidades en una forma positiva. Pon esa energía positiva en palabras y crea tu propia afirmación. Te hemos proporcionado algunas afirmaciones positivas en el Capítulo Doce, clasificadas por problemas o circunstancias particulares. Siéntete libre para adaptarlas a tus necesidades.

Las afirmaciones pueden parecer a primera vista lo mismo que los mantras, pero no lo son. Un mantra es como un canto religioso, algo que repites una y otra vez en un tipo de sonsonete. Una afirmación es una declaración.

Cuando las dices en voz alta, las afirmaciones son especialmente poderosas. Las afirmaciones siempre se dicen en forma positiva. Eso significa que dices: "Estoy sano" en lugar de "No estoy enfermo". Nuestra mente utiliza la energía de una declaración positiva con mucho más poder que una negativa. Como dijimos, el sonido es energía, la energía crea, las palabras crean. Si afirmas algo en voz alta, toda tu energía creativa fluye de ti. El poder para crear aumenta mil veces con tus palabras.

Contemplaciones

En el siguiente capítulo, ofrecemos algunas contemplaciones para que las incorpores a tu rutina diaria de música y meditación. No tienen nada de mágicas, sólo son citas, pensamientos y observaciones que puedes querer meditar. Son pasajes de un libro, un artículo de periódico, un poema, o incluso de Internet. Algunos son pensamientos que nos llegaron en sueños o son búsquedas visionarias. Hemos descubierto que estos pasajes y otros similares nos ayudan a concentrarnos cuando meditamos, y esperamos que también te ayuden a ti.

Buscar tus propias contemplaciones es una forma positiva para pasar cierto tiempo. Descubrirás temas personales para pensar en calendarios, agendas, en las letras de canciones populares o en algo que te dijo tu abuela cuando tenías diez años de edad.

♪ Quizá es
la música
lo que salvará
al mundo.

Pablo Casals

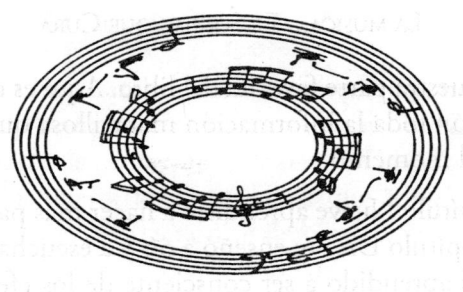

DOCE

El Sonido de la Curación

"El trabajo en sí es donde reside la alegría.
Es el acto de creación,
no la creación misma, lo que da significado
a la vida.
Estar en paz no es una meta.
Es un acto continuo de creación."

Kate Mucci

Ésta es nuestra parte favorita del libro. Aquí es donde pones en acción toda la información maravillosa que has aprendido hasta el momento.

En el Capítulo Nueve aprendiste a hacer más pacífico tu entorno. El Capítulo Diez te enseñó a oír y a escuchar... y a hacer música. Has aprendido a ser consciente de los efectos que los sonidos tienen en tu cuerpo, tu mente y tu espíritu. En el Capítulo Once tomaste un curso intensivo sobre la forma de elevar la conciencia.

Ahora, con esta nueva conciencia y habilidad para escuchar de verdad a la música, te estamos ofreciendo una serie de hermosas inspiraciones y fantasías que puedes emplear mientras escuchas música. Utilízalas para alejarte del presente, como ayuda para unirte con tu ser interno, para reducir la tensión y para sentirte, en general, más positivo y completo.

Curación y Paz Interna

Las siguientes meditaciones, música y demás herramientas se ofrecen para ayudarte en tu viaje a la paz interna y la salud óptima.

Recuerda, este viaje es muy personal. Todo lo que sugerimos está sujeto a tu propia interpretación y debes adaptarlo a tu estilo de vida específico. Lo más importante es apartar tiempo para ti, y saber que tu búsqueda de salud y paz vale todo momento que le dediques.

Disfruta la música que recomendamos. Explora otros artistas y géneros musicales que están a tu alcance en tiendas locales y en Internet. Haz tu propio tipo de música, canta, tararea, toca el tambor, una armónica, rasguea una guitarra.

La música es en verdad un regalo; ¡desenvuélvela y disfrútala!

Mañana

Música Recomendada:

"*Castillo de Llaves*",[1] Ed Achrem

"*El Arte del Arpa, Una Colección Contemporánea*",[2] Diversos artistas

"*Vientos Celestes 1*",[3] Lisa Franco

Meditación Matutina:

No es tanto una meditación como un despertar suave. La mayoría de nosotros no tiene tiempo para empezar una meditación concentrada al iniciar la mañana. Sin embargo, si despiertas tu cuerpo con gentileza, y favoreces tu cuerpo y mente con música suave antes de enfrentar el día, estarás mejor preparado para enfrentar los retos que el día pueda traer.

Por cinco minutos, antes de que te levantes, despierta lentamente tu cuerpo. Concéntrate en cada parte de él, los dedos de los pies, las piernas, los brazos, la columna vertebral. Flexiona y relaja uno a la vez. Encógete de hombros, entorna los ojos, presiona y relaja las mandíbulas. Después, cuando te levantes, hazlo lentamente, estirando tus extremidades y la columna. Dales calor, trátalos con suavidad y con gratitud por cooperar.

Contemplación:

En lugar de escuchar o ver las noticias matutinas y pensar en los sucesos terribles que ocurrieron en el mundo durante la noche, o en lo que va a suceder hoy, imagina sucesos positivos y constructivos en tu vida y en el mundo.

El tiempo es algo relativo. Para apreciar el significado de un segundo, habla con alguien que sobrevivió a un accidente. Para apreciar el significado de un año, habla con alguien que acabe de perder al amor de su vida. Recuerda que cada momento es un regalo precioso, el aliento de la felicidad.

Afirmación:

Estoy agradecido por este día y por las oportunidades que me da de aprender, de crecer y de experimentar alegría. Estoy sano, fuerte y en paz.

Mantra:

Paz y armonía son mías.

Tarde

Música Recomendada:

"Matriarca",[4] Joanne Shenandoah

"Canción del Lobo",[5] Nature Quest

"La Visita",[6] Loreena McKennitt

Contemplación:

Si hago que la vida parezca fácil, lo será.

Afirmación:

En este día, hoy, libero todo mi enojo, culpabilidad y miedo. Estoy relajado y pacífico. Continúo mi día con Alegría.

Mantra:

Haz a otros lo que es mejor para todos.

Anochecer

Música Recomendada para la relajación simple, música para cenar, ir de visita o tomar una siesta:

"Crepúsculo Celta 3, Canciones de Cuna",[7] Varios

"Milenio",[8] Crosswynd (el CD que se incluye en este libro)

"Tristeza del Mundo",[9] Neil Jacobs

Música Recomendada para Meditación:

"El Anillo Imaginario", [10] Mike Rowland

"Meditación del Bosque Lluvioso", [11] Daniel Emmanuel (es una meditación bien dirigida)

"Canciones de Amor Celeste", [12] Brain Mind Research

Contemplación:

Suceden muchas cosas buenas todos los días. ¿Es por accidente? ¿Cuántas coincidencias hicieron mi vida mejor hoy?

Afirmación:

Mientras voy a dormir esta noche, sé que estoy bendecido por mi propia fuerza y amor, y el amor de mi creador. Dejo que todos mis pensamientos fluyan libremente esta noche. Mientras duermo, aceptaré el poder creativo de mis sueños. Utilizo mi propio poder para curar todas las partes de mi cuerpo y encuentro y disfruto la paz que está dentro de mi Ser.

Mantra:

Estoy feliz de ser yo.

PAZ MENTAL

Música Recomendada:

"Regalos de los Ángeles", [13] Steven Halpern

"Tejer", [14] Denean

"Arpa Relajadora de Paisajes Humanos", [15] Judy Dow y Joel Sayles

Contemplación:

"Un ser humano es parte de un todo, al que llamamos 'universo', una parte limitada de tiempo y espacio.

"Experimenta consigo mismo, con sus pensamientos y sentimientos, como algo separado del resto... un tipo de ilusión óptica de su conciencia. Esta ilusión es un tipo de prisión para nosotros, restringiendo nuestros deseos personales y al afecto de unas cuantas personas cercanas a nosotros. Nuestra tarea debe ser liberarnos de esta prisión ampliando nuestra esfera de compasión para abarcar todas las criaturas vivas y toda la naturaleza en su belleza."

Albert Einstein

Afirmación:

Sé que puedo hacer todo lo que se me pide; que puedo manejar lo que sea que deba hacer. Me bendice la confianza y la paz mental.

Mantra:

Una puerta abierta da la bienvenida a la paz.

ANTÍDOTO PARA LA TENSIÓN

Música Recomendada:

"Milenio", [8] Crosswynd (el CD que se incluye en este libro)

"Legado Celta", [16] Varios

"Curación con Sonido", [17] o *"Sueños Oceánicos"*, [18] Dean Evenson

Ejercicios de Meditación:

Pon cualquiera de las grabaciones recomendadas y sigue estos pasos para relajarte por completo.

Recuéstate retirando o aflojando toda ropa, cinturón o joyería apretada. Cierra los ojos. Comienza en la parte superior de tu cabeza y aprieta cada conjunto de tus músculos. Aprieta los ojos, las mejillas y los músculos del cuello. Sosténlo por un par de segundos, después aflójalos. Respira profundamente. Haz lo mismo con los hombros, los brazos, las manos, los dedos, todas las partes de tu cuerpo, incluyendo los dedos de los pies. Una vez que tu cuerpo esté relajado, usa fantasía guiada para que te lleve a un lugar sin tensiones. (Ve la sección sobre fantasía guiada en el Capítulo Once y también las fantasías del Capítulo Cinco).

Contemplación:

Con cada desaliento viene una oportunidad de oro para tratar de nuevo. Con cada posibilidad de probar de nuevo se tiene una elección. La elección para acercarse a cada reto con amor y alegría o con miedo, afectará la forma en que percibo el resultado.

Afirmación:

Soy un ser espiritual que tiene esta experiencia humana. De la forma en que un turista visita una tierra exótica, yo visito la Tierra. Todo esto es transitorio, y cada día es otra experiencia para contemplar; otra foto para el álbum.

Mantra:

En medio del ruido y el alboroto, viajo en paz.

Existe paz en mi corazón y consuelo en mi alma.

PESAR

Música Recomendada:

"El Canto Religioso", [19] Monjes Benedictinos

"En Busca de Ángeles", [20] Varios

"Hijos de Somerled", [21] Steve McDonald

Contemplación:

Haber sufrido una gran pérdida es sentir vacío. Está bien sentirse vacío, ya que entonces hay espacio para crecer.

El pesar en sí es una operación del sistema de curación y aprovecho esta oportunidad para curar mi propio ser.

Un gran reto cuando te lamentas es perdonarte por perder a quien perdiste o lo que perdiste, y perdonar a quien te dejó o lo que te dejó. Asegúrate de volver y usar los maravillosos ejercicios de olvido y las fantasías que te proporcionamos en el Capítulo Siete, siempre que lo necesites.

Afirmación:

Estoy agradecido de haber tenido la oportunidad de conocer y amar a _____. Siento ese amor ahora y lo retengo cerca de mi corazón, donde me da paz.

Mantra:

Para todo existe un tiempo.

DEPRESIÓN

Música Recomendada:

"*Odisea Celta*", [22] Varios

"*La Naturaleza de la Esperanza*", [23] Susan Mazer y Dallas Smith

"*Piedras Blancas*", [24] Secret Garden

Contemplación:

"La mayor alegría en la vida es dar, amar y sacrificarse. Para dar, debemos tener una abundancia en nosotros. No podemos dar lo que no tenemos. Por lo tanto, crea plenitud: buena salud, buenas emociones en grandes cantidades, buen conocimiento. Después, da ayuda a todos. Da amor y compasión a quienes la merezcan, da conocimiento a todos los que lo necesitan. Da. Dar es vida, tomar es muerte."

Swami Chinmayananda

Además, usa las prácticas para escuchar y perdonar del Capítulo Seis.

Afirmación:

Estoy contento con el regalo que se me ha dado... el mayor regalo de todos, que es la vida. Lo mejor de todo es mío, porque tengo el amor del Creador.

Mantra:

No te preocupes, ¡sé feliz!

MÚSICA TRANQUILIZADORA PARA HIJOS, CHICOS Y ADOLESCENTES

Música Recomendada:

"El Libro de los Secretos", [25] Loreena McKennitt

"La Memoria de los Árboles", [26] Enya

"Lluvia de Bosque", [27] Dean Evenson

Fantasías Guiadas para jóvenes que tratan con la tensión:

Imagina que estás en un lugar totalmente tranquilo y natural. Una cascada está salpicando frente a ti, creando una gran columna de niebla. La niebla te acaricia con suavidad, haciendo que tu cabello, cara, piel y ropas estén húmedas. Te humedece y después gotea. Cuando el agua gotea, cae en la corriente a tus pies. El agua se está llevando todos tus miedos, tus malos recuerdos, tu enojo. Mientras se lleva todas las emociones fastidiosas de tu cuerpo, se vuelve negra, y cuando fluye hacia la corriente, colorea la corriente con un matiz más oscuro de azul. Observas los problemas mezclarse en la corriente mientras se hace cada vez más ancha, dirigiéndose al océano. Pronto, el color oscuro de tus problemas se absorbe en el océano, inidentificable en la vastedad que es el mar. Tus problemas se han ido y puedes relajarte.

En cualquier momento en que te sientas trastornado, enojado o temeroso, usa esta fantasía como ayuda para liberarte de tus problemas. No existe razón para retenerlos y permitirles que alcancen niveles explosivos.

Afirmación:

Soy una buena persona. Merezco estar en calma, sosegado y feliz, y escojo estar así.

Mantra:

La serenidad es mía. Soy serenidad.

Referencias para este capítulo

[1] Castillo de Llaves, Windsong Enterprises, Inc, 1999
[2] El Arte del Arpa, Una Colección Contemporánea, Imaginary Road Records, 1997
[3] Vientos Celestes 1, Celestial Winds, 1994
[4] Matriarca, Silver Wave Records, Inc., 1996
[5] Canción del Lobo, North Word Press, Inc., 1994
[6] La Visita, Warner Brothers Records, Inc., 1992
[7] Crepúsculo Celta 3, Canciones de Cuna, Hearts O'Space, 1996
[8] Milenio, Two Wolf Music, 1996 (*el CD se incluye en este libro*)
[9] Tristeza del Mundo, Adena Productions, 1994
[10] El Anillo Imaginario, Antiquity Records, 1982
[11] Meditación del Bosque Lluvioso, North Star Productions, 1998
[12] Canciones de Amor Celeste, Brain Mind Research, 1995
[13] Regalos de los Ángeles, Steven Halpern's Inner Peace Music, 1994

[14] Tejer, Etherean Music, 1993
[15] Arpa Relajadora de Paisajes Humanos, Compass Productions
[16] Legado Celta, Narada Media, 1995
[17] Curación con Sonido, Soundings of the Planet, 1998
[18] Sueños Oceánicos, Soundings of the Planet, 1998
[19] El Canto Religioso, Angel Records, 1993
[20] En Busca de Ángeles, Windham Hill Records, 1994
[21] Hijos de Somerled, Etherean Music, 1996
[22] Odisea Celta, Narada Media, 1993
[23] La Naturaleza de la Esperanza, Healing Healthcare Systems, © 1997
[24] Piedras Blancas, PolyGram A/S Norway, 1997
[25] El Libro de los Secretos, Warner Brothers, 1997
[26] La Memoria de los Árboles, Reprise Records, 1995
[27] Lluvia de Bosque, Soundings of the Planet, 1993

Referencias

Existen muchos músicos curanderos maravillosos y autores a los que deseamos agradecer. Recomendamos su música y hemos utilizado sus libros para investigar y obtener algunas citas maravillosas. Si te atrae aprender más de los milagros de la música y la curación, te exhortamos a leer y escuchar:

Libros

"Música y Milagros", compilado por Don Campbell, Quest Books, 1992.

"El Efecto Mozart", Don Campbell, Avon Books, 1997.

"Las Fuerzas Curativas de la Música", Doctor Randall McClellan, Element, 1991.

"Médico de Música para el Futuro", Don Campbell, Quest Books, 1991.

"El Poder Secreto de la Música", David Tame, Destiny Books, 1984.

"Un Arpa Llena de Estrellas", Joel Andrews, Golden Harp Press, 1989.

"El Libro Tibetano de los Vivos y los Agonizantes", Sogyal Rinpoche, Harper San Francisco, 1992.

"Cuerpo, Mente y Música", Laurie Riley, Laurie Riley Books, 1998.

Música

Hemos mencionado muchos discos compactos en este libro; la mayoría de ellos se obtienen en tiendas de música o en Amazon.com. También recomendamos música de los siguientes músicos que no son tan conocidos. Éstas son formas para encontrar su música:

Dean Evenson	Flutes, Harp, Nature P.O. Box 4472 Bellingham, WA 98227 www.PeaceThroughMusic.com
Daniel Emmanuel	Synthesizers, Meditation P.O. Box 8516 The Woodlands, TX 77387 www.mindwings.com
Ed Achrem	Piano 512 S. Tonopah, Suite 300 Las Vegas, NV 89106 www.cdpiano.com
Susan Mazer and Dallas Smith	Harp and Woodwinds PO Box 8010 Reno, NV 89503 www.healinghealth.com
Neil Jacobs	12 String Acoustic Guitar 1487 W. Fifth Avenue, PMB 310 Columbus, OH 43212 www.neiljacobs.com

"Milenio" de Crosswynd

En esta mezcla de canciones instrumentales, las melodías antiguas se refuerzan con hermosas piezas originales, que tocan acústicamente Kate Mucci en Arpa Gótica y Richard Mucci en Guitarra de 12 Cuerdas. Enciende unas velas y escúchalo con amor en el corazón.

Canciones

1. *Carolan's Dream*: Tradicional
2. *King's Procession*: Richard Mucci, Two Wolves Music, BMI, 1996
3. *Gartan Mother's Lullaby*: Tradicional
4. *Scarboro Faire*: Tradicional
5. *Castle of Dromore*: Tradicional
6. *Night Dreams*, Richard Mucci, Two Wolves Music, BMI, 1996
7. *Fair Lady Kate*, Richard Mucci, Two Wolves Music, BMI, 1996
8. *Greensleeves*: Tradicional
9. *Lauda St. Magdalena*: Tradicional
10. *Gabriel's Lullaby*: Kate Mucci, Two Wolves Music, BMI 1996
11. *Bonny Portmor*: Tradicional
12. *Shule Aroon*: Tradicional
13. *Aran Boat Song*: Tradicional
14. *Pagan Waltz*, Richard Mucci, Two Wolves Music, BMI 1996

(El tiempo total de música es de cerca de 50 minutos.)

Milenio fue producido por Richard J. Mucci. Mezclado y masterizado en Son Songs Studios, Las Vegas, Nevada.

La inspiración musical es de Timber y Kayla... nuestros dos lobos blancos y compañeros animales del alma.

Para esta grabación, Kate tocó un Arpa Gótica de 36 cuerdas especial y Richard una guitarra de 12 cuerdas Taylor 555. Se expresa nuestro caluroso agradecimiento a nuestro querido amigo Bill Chenoweth quien prestó sus destrezas sensuales con el teclado en pistas seleccionadas.

TÍTULOS DE ESTA COLECCIÓN

Aromaterapia para Practicantes. *Ulla-Maija Grace*
Baños Sanadores con Aromaterapia. *M. L. Lazzara*
Bodynetics. *Gustavo Levy*
Canalización. *Roxanne McGuire*
Colores y Aromas. *Susy Chiazzari*
Do-In. *May Ana*
Energía y Reflexología. *Madeleine Turgeon*
Escuchando a tu Alma. *Dick Wilson*
Herbolaria Mexicana. *Dr. Edgar Torres Carsi*
Hidroterapia. La Cura por las Manos. *Yolanda Morales*
La Anatomía Energética y la Polaridad. *Michelle Guay*
La Autopolaridad. *Michelle Guay*
La Ciencia de los Chakras. *Daniel Briez*
La Mente. Masajes Mentales. *M. E. Maundrill*
La Música... El Sonido que Cura. *Kate y Richard Mucci*
Las Maravillas del Masaje. *Imelda Garcés Guevara*
Meditación Práctica. *Steve Haunsome*
Naturopatía
Reiki. Guía Práctica. *Bill Walters y Master Naharo*
Reiki Plus. La Ciencia Natural. *David G. Jarrel*
Reiki Plus. Manual de Prácticas Profesional. *D. G. Jarrel*
Relajación Inmediata. *Alain Marillac*
Renacer con las Flores de Bach. *Fils du Bois*
Salud con Colores. Guía Práctica. *Graham Travis*
Sanación. Reiki. *Peychard C. G.*
Sanación Solar. *Richard Hobday*
Tu Cabello Naturalmente Sano. *M. B. Janssen*
Tu Cuerpo y sus Secretos. *Jocelyne Cooke*
Tu Rostro y sus Secretos. *Jocelyne Cooke y S. Letton*
Tus Lunares, ¿Qué Expresan? *Pietro Santini*
Tus Pies. Su Cuidado Natural. *S. Tourles*
Un Arte de Ver. *Aldus Huxley*
365 Maneras de Energetizar tu Cuerpo, Mente y Alma
365 Formas de Relajar tu Mente, Cuerpo y Espíritu

Impreso en Offset Libra

Francisco I. Madero 31

San Miguel Iztacalco,

México, D.F.